디스크
척주협착

디스크·척주협착
홈 스트레칭

1판 1쇄 인쇄 2021년 10월 11일
1판 1쇄 발행 2021년 10월 18일

사카이 신타로 지음
황세정 옮김

발행인 박주란
디자인 임현주

등록 2019년 7월 16일(제406-2019-000079호)
주소 경기도 파주시 문발로 197 1층 102호
연락처 070-8957-7076 / sowonbook@naver.com

ISBN 979-11-91573-04-6 13510

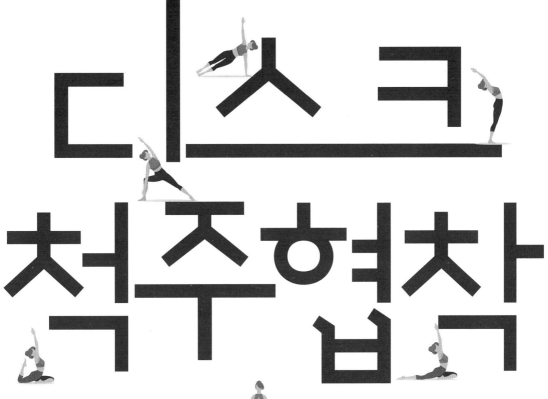

디스크 척주협착

집에서 하는 통증 케어

홈 스트레칭

사카이 신타로 지음 | 황세정 옮김

세개의소원

이 책에는 지금까지 출간된 허리 통증에 관한 책에는 없던 새로운 내용이 자세히 담겨 있습니다.

또 최신 이론을 바탕으로, '수술 말고는 고칠 방법이 없는 허리 통증'으로 알려진 척주관 협착증을 스스로 고칠 수 있는 방법을 소개합니다.

척주관 협착증이란 '척추뼈 구멍이 이어져 만들어진 관인 척주관이 좁아지면서 그곳을 지나는 신경을 압박해 통증을 일으키는 질환'을 말합니다.

척주관 협착증 환자가 통증이나 저림 증상 때문에 얼마나 괴로워하는지, 심각한 통증으로 하고 싶은 일을 포기해야 하는지, 자신의 앞날을 불안해하고 있는지를 오랫동안 많은 환자들을 만나면서 알게 되었습니다.

"이런 통증을 평생 느껴야 하는 걸까?"
"다리가 저려서 이제는 좋아하던 여행도 갈 수가 없어."
"걸을수록 통증이 심해져서 잠시 장을 보러 나가는 것조차 힘들어."
"수술 말고는 다른 방법이 없다던데 정말일까?"
"큰마음 먹고 수술을 했는데 전혀 나아지질 않아."

여러분 중에도 이런 경험을 한 분이 있을 것입니다.

이런 분들에게 이 책은 다리와 허리 통증, 저림 증상을 해결할 수 있는 기회가 될 것입니다.

저는 오랫동안 척주관 협착증을 비롯한 심각한 허리 통증과 목·무릎 통증, 어깨 결림 등을 치료하는 전문 클리닉을 운영해왔습니다. 그곳에서는 전 직원이 최선을 다해 하루 170명이 넘는 환자를 치료하고 있으며, 지금까지 100만 명이 넘는 환자분을 만났습니다.

물론 그중에는 척주관 협착증을 앓은 분도 수만 명 가까이 있었고, 저와 함께 치료의 길을 걸었습니다.

그 결과 척주관 협착증을 비롯해 각종 허리 통증으로 고생한 환자 가운데 99%가 완치되었습니다.

이렇게 축적해온 경험과 노하우를 바탕으로 척주관 협착증 치료에 매우 효과적이며, 누구나 실천할 수 있는 획기적 자가 관리법을 만들 수 있었습니다. 허리 통증 환자를 위한 자가 관리법을 소개하는 것이 바로 이 책의 핵심입니다. 이 관리법이 약 200만 명으로 추정하는 척주관 협착증 환자에게 큰 도움이 될 것이라 믿습니다.

저는 이미 관절통과 관련한 책을 40권 이상 출간했습니다. 하지만 이렇게 하나의 질병을 전문적으로 다룬 적은 없었습니다. 이번 책에는 그동안의 경험을 집약한 결과를 담아 척주관 협착증의 개선뿐 아니라, 예방에도 효과적인 각종 노하우를 풍부하게 실었습니다.

참고로 많은 사람이 척주관 협착증이 생기기 전에 이미 허리 근육통이나 추간판 탈출증, 요추 분리증 등으로 인한 허리 통증을 경험합니다. 따라서 척주관 협착증을 예방하는 것은 이러한 다양한 원인으로 시작된 허리 통증을 개선하는 일이기도 합니다. 척주관 협착증 예방법을 충분히 활용한다면 여러분의 허리 통증 문제를 해결할 수 있을 것입니다.

허리 통증은 그대로 방치하면 증상이 점점 더 악화됩니다. 가급적 조기에 관리를 시작하기를 추천합니다.

여러분을 괴롭히는 통증이나 가벼운 저림 증상을 외면하지 말고, 이 책에 나오는 자가 관리법을 무기 삼아 당당히 맞서기 바랍니다.

다시 한번 강조합니다.

척주관 협착증을 비롯한 각종 허리 통증은 여러분이 스스로의 힘으로 완치할 수 있습니다. 수술을 받을 필요도 없고, 재발도 막을 수 있습니다.

자신에게 맞는 적절한 치료와 자가 관리를 통해 올바른 생활 습관을 익히기만 하면 오랫동안 자신을 괴롭혀온 고통에서 벗어날 수 있습니다.

그리 어려운 일이 아닙니다.

나이는 상관없습니다.

나이가 들어서도 얼마든지 허리 노화를 막고 통증과 저림 증상에서 벗어날 수 있습니다. 지금까지 그런 환자를 수없이 만나왔습니다. 이제는 어쩔 수 없다며 포기하지 않고 꾸준히 자가 관리를 하면 허리 통증은 반드시 낫게 되어 있습니다.

앞으로 10년, 20년 동안 더욱 건강하고 충실한 삶을 살기 위해, 그리고 평생토록 활력이 넘치는 삶을 살기 위해서라도 지금부터 새롭게 출발하시기 바랍니다.

사카이클리닉그룹 대표
사카이 신타로

차례

디스크·척주협착

제5장 건강한 허리를 지키는 생활 습관

제6장 허리 통증에서 벗어나면 삶이 달라진다

제7장 허리 통증 관련 Q&A

제1장

자가 진단 &
효과적인 스트레칭

나의 통증 유형을
파악한다

단순히 허리 통증이라고 해도 그 증상은 사람마다 다릅니다.

등 쪽에 가까운 부위가 아픈 사람이 있는 반면, 엉덩이 쪽에 가까운 부위가 아픈 사람도 있습니다. 또 척추를 중심으로 좌우 양쪽이 모두 아픈 사람도 있고, 한쪽만 아픈 사람도 있습니다.

통증이 발생하는 계기도 사람마다 다르며, 통증이 지속되는 사람이 있는 반면 장시간 앉아 있거나 걷는 것처럼 특정한 동작을 할 때만 아픈 사람도 있습니다. 날씨의 영향을 받는 사람도 많습니다.

이렇듯 사람마다 통증의 유형이 다르다는 것은 허리 통증을 제대로 치료할 마음이 있다면 먼저 통증을 느끼는 자신의 허리 상태를 정확히 파악해야 한다는 것을 의미합니다. 자신의 허리 상태가 어떠한지 알아야만 그에 맞는 최적의 치료법을 선택할 수 있기 때문입니다. .

허리 상태는 결코 병명만으로는 정확히 알 수 없습니다.

병원에서 '척주관 협착증'이라는 진단을 받았다고 척주관 협착증 치료를 시작하기만 하면 되는 것이 아닙니다. 그리고 당연히 '나는 척주관 협착증일 거야'라고 멋대로 자가 진단을 내리는 것도 안 됩니다.

제2장 이후에 자세히 설명하겠지만, 척주관 협착증만 앓고 있는 사람은

극소수에 불과하며, 실제로는 추간판 탈출증 같은 다른 허리 통증을 동반하는 경우가 대부분입니다. 그렇기에 자신의 허리에 어떤 통증이 숨어 있는지 허리 상태를 정확히 파악해야 합니다.

이를 위해서는 현재 느끼고 있는 증상을 최대한 상세히 확인하고, 향후 자가 관리에 도움이 되도록 허리 통증을 유형별로 분류해야 합니다. 다음에 이를 간단히 체크할 수 있는 자가 진단 리스트를 준비했습니다. 일단 다음 페이지에 나와 있는 '허리 통증 자가 진단 리스트'에서 자신에게 해당하는 항목을 체크해보기 바랍니다.

허리 통증
자가 진단 리스트

∨

A 유형 허리 통증

☐ 세수할 때처럼 상체를 앞으로 숙일 때 허리가 아프다.

☐ 앉았다 일어서거나 상체를 앞으로 숙였다가 바로 설 때 허리가 아프다.

☐ 재채기·기침을 하거나 화장실에서 볼일을 볼 때 힘을 주면 허리에 무리가 간다.

☐ 30분 이상 앉아 있거나 운전을 하면 허리 통증 때문에 힘들다.

☐ 아침에 몸을 일으켜 자리에서 일어날 때까지 시간이 걸린다.

☐ 마룻바닥 등 딱딱한 바닥에서는 허리가 아파서 천장을 보고 누울 수가 없다.

☐ 다리나 엉덩이가 항상 저린다.

☐ 업무상 책상 앞에 오래 앉아 있거나 장시간 운전할 때가 많다. 또는 상체를 앞으로 숙이는 일이 많은 서비스업·육체노동직에 종사한다.

☐ 최근 몇 년 동안 1년에 한 번 이상 반복적으로 급성 허리 통증(허리를 삐끗하는 일)을 경험하고 있다.

☐ 걸을 때보다 한 자세를 오래 취할 때 상대적으로 허리가 더 아프다.

☑ _____개

척추관 협착증

B 유형 허리 통증

☐ 어느 정도 걷고 나면 허리나 다리가 무거워져 더이상 걸을 수가 없다. 하지만 상체를 앞으로 숙이거나 의자에 앉으면 편해져서 다시 걸을 수 있다.

☐ 다리가 무겁게 느껴지거나 저릴 때가 있으며, 자세에 따라 증상이 다르다.

☐ 젊었을 때부터 허리 통증이 있었지만, 최근에 느끼는 허리 통증은 왠지 다른 느낌이다.

☐ 걸을 때 발바닥이 저리거나 마치 굵은 자갈 위를 걷는 것처럼 위화감이 느껴진다.

☐ 예전에 요추 추간판 탈출증(허리 디스크)진단을 받은 적이 있다.

☐ 아침보다 저녁에 허리가 더 아프다. 또 날이 흐리거나 저기압인 날에는 통증이 더 심해진다.

☐ 배뇨 조절이 잘 되지 않아 실금할 때가 있다.

☐ 젊었을 때는 주위 사람들에게 "자세가 바르다"는 말을 들었으며, 허리 통증 같은 것을 느끼지 않았다.

☐ 이제껏 자세에 신경을 써본 적이 없다. 신경을 썼다가도 작심삼일로 끝났다.

☐ 허리 통증이 생기면 가급적 아무것도 하지 않고 가만히 누워 있는다.

✓ ____개

자가 진단 결과

A 유형에 포함된 항목은 상체를 앞으로 숙였을 때 통증을 느끼는 사람에게 많이 나타나는 특징입니다. 일반적으로 병원에서 '근육·근막성 허리 통증' '추간판증' '추간판 탈출증' 등을 진단받은 사람에게 해당하는 내용이 많습니다.

반면 B 유형에 포함된 항목은 몸을 뒤로 젖혔을 때 통증을 느끼는 사람에게서 많이 관찰되는 특징입니다. 일반적으로 '요추 분리증'이나 '요추 전방전위증' '척주관 협착증'이 있는 사람에게 해당하는 내용이 많습니다.

일반적 기준이기는 하지만 A 유형과 B 유형에 체크한 항목 수에 따라 자신의 허리 통증이 어떤 유형인지를 진단할 수 있습니다.

예를 들어 A 유형에 8개, B 유형에 2개를 체크한 사람이라면 상체를 앞으로 숙일 때 통증을 느끼는 유형이라 할 수 있습니다. 이와 반대로 A 유형보다 B 유형에 체크한 항목 수가 더 많은 사람이라면 몸을 뒤로 젖힐 때 통증을 더 느끼는 유형이라 할 수 있습니다.

참고로 관절의 노화는 어느 정도 패턴을 가지고 일정하게 진행됩니다.

허리의 경우, 먼저 구부정한 자세 등 바르지 못한 자세의 영향으로 허리 주변 근육이 긴장해 근육·근막성 통증(허리 근육통)이 생깁니다. 그런 다음 요추 앞쪽이 무너져 추간판증, 경도의 추간판 탈출증이 생기는 1단계에 돌입합니다. 이후 이를 계속 방치하면 2단계에 해당하는 고도의 추간판 탈출증이 진행됩니다. 이렇게 되면 요추의 뒤쪽까지 무너져서 요추 분리증·요추 전방전위증이 생기기 쉽고, 결국 최종 단계인 척주관 협착증으로 발전하는 것입니다.

결과적으로 허리 통증 가운데 가장 증상이 심각한 것은 A유형의 경우 추간판 탈출증, B 유형은 척주관 협착증이 됩니다. 이러한 노화의 진행 양상을 고려했을 때, 추간판 탈출증은 '척주관 협착증 예비군'이라고도 말할 수 있습니다.

한눈에 알 수 있는
통증의 원인과 증상

A 유형 허리 통증·몸을 앞으로 숙일 때 아프다

A 유형 허리 통증은 일반적으로 허리 주변 근육이 긴장하는 근육·근막성 통증(허리 근육통) 발생→요추 앞쪽이 무너짐→추간판이 불안정해져 통증이 나타나는 추간판증 발생→추간판 내부에 있는 수핵이 밀려 나와 신경을 압박해 극심한 통증과 저림을 유발하는 추간판 탈출증 발생.

이와 같은 흐름으로 진행됩니다. 이 과정은 B 유형 허리 통증의 전 단계에 해당하므로 '척주관 협착증 예비군'이라고도 할 수 있습니다.

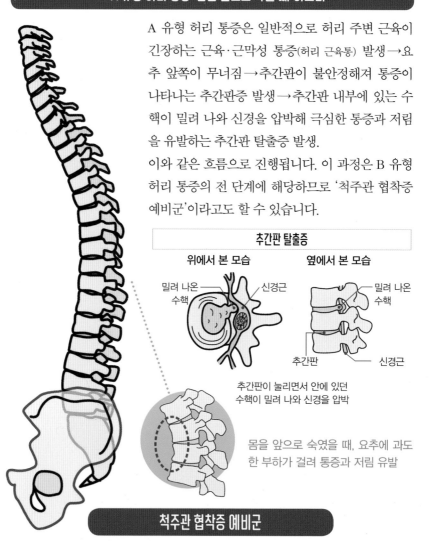

추간판 탈출증

위에서 본 모습   옆에서 본 모습

밀려 나온 수핵   신경근   밀려 나온 수핵

추간판   신경근

추간판이 눌리면서 안에 있던 수핵이 밀려 나와 신경을 압박

몸을 앞으로 숙였을 때, 요추에 과도한 부하가 걸려 통증과 저림 유발

척주관 협착증 예비군

B 유형 허리 통증·몸을 뒤로 젖힐 때 아프다

B 유형 허리 통증은 일반적으로 A 유형의 허리 통증을 먼저 겪은 후 결국 요추가 더 이상 버티지 못하고 등 쪽으로도 변형을 일으켜 발생합니다. 또 이러한 유형의 허리 통증은 요추 후방에 있는 관절돌기에 금이 가거나 돌기가 깨져서 분리되는 요추 분리증→분리된 돌기가 어긋나는 요추 전방전위증→요추 후방의 신경이 지나가는 관(척주관)이 좁아지면서 신경을 압박해 통증이나 저림을 유발. 이렇게 척주관 협착증으로 진행되는 것이 일반적입니다.

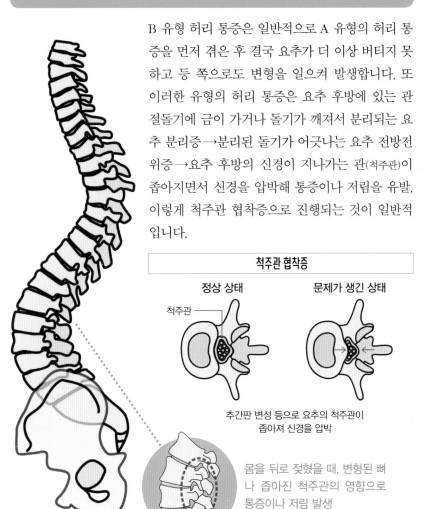

척주관 협착증

정상 상태   문제가 생긴 상태

척주관

추간판 변성 등으로 요추의 척주관이
좁아져 신경을 압박

몸을 뒤로 젖혔을 때, 변형된 뼈나 좁아진 척주관의 영향으로 통증이나 저림 발생

척주관 협착증

21

통증 유형에 맞는
스트레칭 선택
∨

26쪽부터는 이러한 유형별 허리 통증에 효과적인 '허리 통증 스트레칭'을 소개합니다. 이러한 스트레칭은 매우 효과 높은 자가 관리법일 뿐 아니라 책에서는 최초로 공개하는 우리 클리닉의 노하우입니다. 평생 건강한 허리를 위해 꼭 한번 실천해보기 바랍니다.

단, 최대의 효과를 얻기 위해서는 한 가지 기억해야 할 것이 있습니다.

뒷부분에서 좀 더 자세히 설명하겠지만, 오늘날 현대인의 허리 통증은 앞서 설명한 두 가지 유형이 혼재된 경우가 대부분입니다. 즉 앞서 소개한 자가 진단 테스트를 예로 들자면 A 유형에 가까운 사람이라 할지라도 B 유형의 요소를 어느 정도 포함하고 있는 경우가 많습니다. 마찬가지로 B 유형의 항목에 체크를 더 많이 한 사람이라도 대부분은 A 유형의 요소를 가지고 있습니다.

따라서 앞으로 소개할 스트레칭을 할 때는 자가 진단 리스트에서 체크한 A 유형과 B 유형의 항목 개수를 세어서 '허리 통증 유형별 스트레칭 실천 비율'을 적용해 생각하기 바랍니다.

디스크·척주협착

예를 들어 A 유형 허리 통증에 체크한 항목이 8개, B 유형 허리 통증에 체크한 항목이 2개인 사람이라면 몸을 앞으로 숙일 때 아픈 유형(척추관 협착증 예비군 유형)에 해당하는 스트레칭을 80%, 몸을 뒤로 젖힐 때 아픈 유형 (척추관 협착증 유형)에 해당하는 스트레칭을 20% 정도 하는 것입니다.

척추관 협착증 환자는 몸을 뒤로 젖힐 때 심각한 통증이 발생하기 때문에 기존의 자가 관리법에서는 '몸을 둥글게 마는 동작'에 중점을 두었습니다. 하지만 실제로는 몸을 둥글게 마는 동작 외에도 환자의 증상에 따라 몸을 뒤로 젖히는 동작을 적절한 비율로 함께 해주는 것이 오히려 허리 통증을 개선하는 데 큰 도움이 됩니다.

허리 통증
스트레칭의 규칙

앞으로 소개할 스트레칭은 우리 클리닉에서 오랫동안 실시해온 치료법이자, 허리 통증 환자 가운데 99%가 효과를 본 '관절낭 내 교정'(관절 부위에 손으로 자극을 가해 관절낭 안에 위치한 뼈의 움직임을 정상적으로 되돌리는 방식-역주)을 바탕으로 고안한 방법입니다.

스트레칭 효과를 높이는 비밀 병기는 바로 테니스공입니다. 다양한 시행착오를 거친 결과, 테니스공의 크기나 강도, 탄력성이 관절 관리에 가장 적합하다는 사실을 발견했으며, 테니스공은 주변에서 쉽게 구할 수 있는 도구이기도 합니다. 가벼운 허리 통증이 있는 사람도 쉽게 접근할 수 있는 스트레칭입니다. 말보다는 경험이 중요하니 꼭 한번 실천해보기 바랍니다.

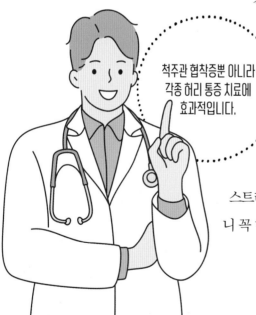

척주관 협착증뿐 아니라 각종 허리 통증 치료에 효과적입니다.

포인트 1

자가 진단 리스트를 통해 확인한 '허리 통증 유형별 스트레칭 실천 비율'에 맞추어 스트레칭을 선택합니다.

포인트 2

바닥에 누운 채로 하는 스트레칭은 마룻바닥처럼 비교적 딱딱하고 평평한 바닥에서 합니다 (천장을 보고 누울 때는 베개를 베지 않습니다).

포인트 3

목욕한 후나 잠들기 전, 아침에 일어나자마자 하면 더욱 효과적입니다.

포인트 4

무리하지 말고 '시원하고 기분 좋게 아픈 정도'로 강도를 조절합니다.

포인트 5

가능한 한 매일, 적어도 뚜렷한 효과가 나타나기 시작하는 3주 후까지 꾸준히 실천합니다.

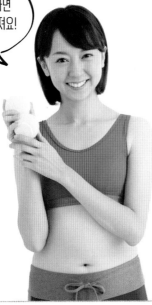

스트레칭을 하면 곧바로 개운해져요!

준비물

테니스공 2개

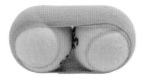

공 2개를 바싹 붙인 다음, 비뚤어지지 않게 박스 테이프 등으로 감아서 고정합니다.

A·B유형
모두 추천

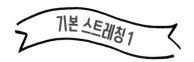

기본 스트레칭1

엉치엉덩 관절
스트레칭

1

미골의 위치를 확인한다

엉치엉덩 관절을 찾는 기준은 엉덩
이 골 위쪽에 튀어나온 미골입니다.
미골에 주먹을 댑니다.

2

주먹 위쪽에 테니스공을 댄다

주먹 위에 미리 준비한 테니스공을
좌우 중앙에 오게 대고, 위치를 확인
합니다.

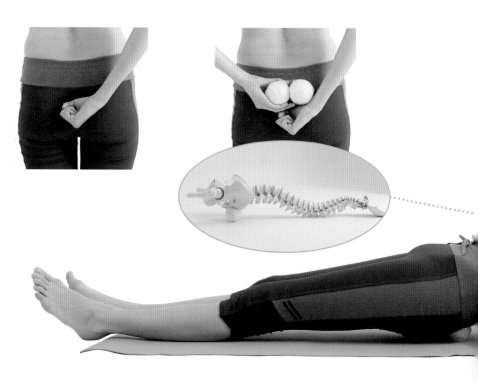

디스크·척주협착

허리 통증 치료에서 가장 중요한 엉치엉덩 관절에 적절한 자극을 줍니다. 잔뜩 굳어 있던 관절이 풀리기 때문에 이 스트레칭 하나만 해도 통증이 사라지는 경우가 많습니다.

3

엉치엉덩 관절 부위에 공을 정확히 놓는다

테니스공은 그대로 둔 채 주먹을 뺍니다. 이렇게 하면 엉치엉덩 관절 부위에 공이 정확히 놓이게 됩니다.

4

천장을 보고 1~3분 동안 눕는다

테니스공의 위치가 밀리지 않게 주의하면서 그대로 천장을 보고 바닥에 눕습니다. 이 자세를 1~3분 동안 유지하며, 하루에 1~3회 합니다.

요추 4~5번은 자극하지 말 것!

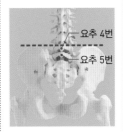

요추 4번
요추 5번

척주관 협착증은 요추 4번과 5번에 생기기 쉽습니다. 천장을 보고 누울 때, 테니스공이 이 부위를 자극하지 않도록 주의합니다.

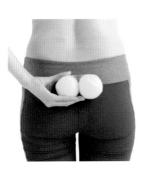
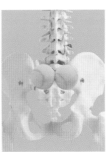

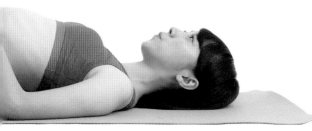

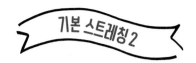
기본 스트레칭 2

누워서 몸통 비틀기
스트레칭

1

통증이 있는 쪽 허리를 위로 하고 옆으로 눕는다

통증이 있는 쪽 허리를 위로 해서 옆으로 누운 다음, 같은 쪽 다리를 90도로
구부리고, 무릎을 바닥에 댑니다(사진은 허리 왼쪽이 아픈 경우).

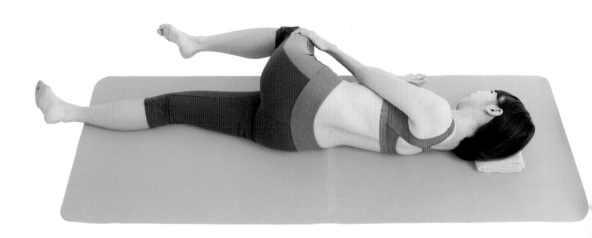

허리의 뼈와 뼈 사이나 좁아진 척주관을 벌려 통증을 완화하는 스트레칭입니다. 매일 실시하면 비뚤어진 몸을 교정하는 효과도 있습니다.

2

상체를 반대편으로 비튼다

바닥에 댄 무릎이 떨어지지 않도록 손으로 누르면서 아픈 쪽 팔을 옆으로 쭉 뻗는 동시에 상체를 무릎과 반대 방향으로 비틀어줍니다. 이 자세를 30초 동안 유지하며, 하루에 1~2회 합니다. 허리의 뼈 사이를 벌린다는 느낌으로 하면 효과적입니다.

※1번 동작을 건너뛰고 2번 동작만 하지 않도록 주의합니다. 1번 동작에서 2번 동작으로 이어지는 과정이 중요합니다.

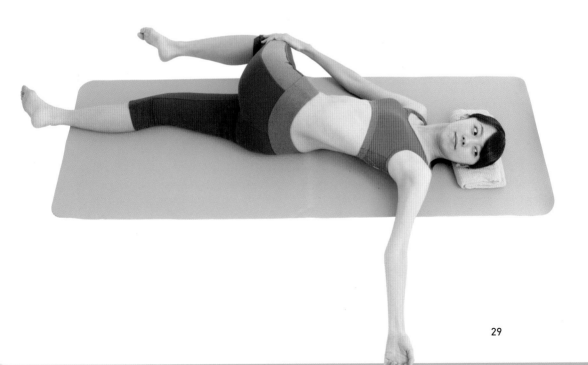

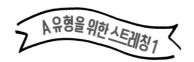

A유형을 위한 스트레칭1

가슴과 허리
스트레칭

1

견갑골과 허리의 중간에 테니스공을 놓는다

등 쪽 견갑골과 허리의 중간 부위(흉요추 접합부)에 미리 준비한 테니스공을 좌우 중앙에 오도록 대고 위치를 확인합니다. 허리가 굽어서 상체가 앞으로 쏠려 있는 사람은 테니스공을 놓아야 할 자리에 뼈가 튀어나와 있는 경우가 많아 알기 쉽습니다.

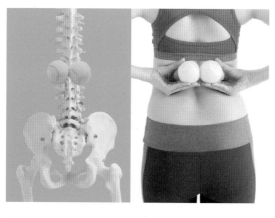

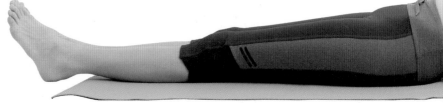

디스크·척주협착

A 유형은 몸을 앞으로 숙일 때 통증을 느낍니다. 평소에 허리와 척추가 앞으로 쏠려 있는 사람에게 특히 효과적인 스트레칭입니다.

2

천장을 보고 1~3분 동안 눕는다

테니스공의 위치가 다른 곳으로 밀리지 않게 조심하면서 천장을 보고 그대로 눕습니다. 이 자세를 1~3분 동안 유지하며, 하루에 1~3회 실시합니다. 허리를 뒤로 젖힌다는 느낌으로 하면 더 효과적입니다.

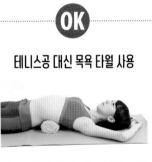

OK

테니스공 대신 목욕 타월 사용

테니스공이 없을 때는 목욕 타월을 단단하게 말아서 사용해도 좋습니다.

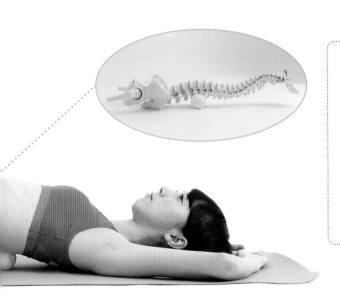

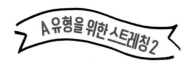

A 유형을 위한 스트레칭2

견갑골
스트레칭

1

테니스공을 견갑골 높이에 놓는다

견갑골 높이에 미리 준비한 테니스공을 좌우 중앙에 오게 대고, 위치를 확인
합니다.

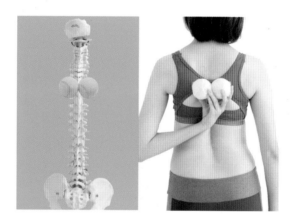

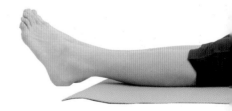

디스크·척주협착

이 스트레칭은 어깨와 목이 앞으로 나온 사람에게 특히 효과적입니다. 스마트폰이나 컴퓨터를 장시간 사용하는 사람에게 매우 좋은 스트레칭입니다.

2

천장을 보고 1~3분 동안 눕는다

테니스공의 위치가 다른 곳으로 밀리지 않도록 조심하면서 천장을 보고 눕습니다. 이 자세를 1~3분 동안 유지하며, 하루에 1~3회 실시합니다. 가슴을 뒤로 젖힌다는 느낌으로 하면 더 효과적입니다.

테니스공 대신 목욕 타월 사용

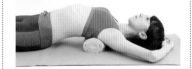

테니스공이 없을 때는 목욕 타월을 단단하게 말아서 사용해도 좋습니다.

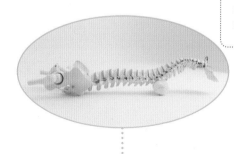

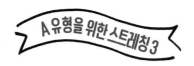

A 유형을 위한 스트레칭 3

엎드려 상체 올리기
스트레칭

1

엎드린 다음 팔꿈치를 바닥에 붙인다

바닥에 엎드린 다음 양손으로 바닥을 짚습니다. 이때 손바닥은 얼굴 양옆에
위치하도록 하고, 팔꿈치는 바닥에 붙입니다. 이 상태로 천천히 숨을 들이 마
십니다.

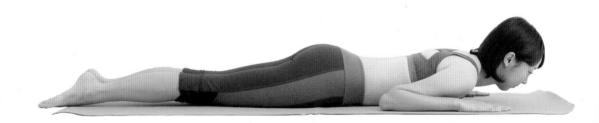

이 동작을 매일 습관처럼 하면 뭉친 등과 어깨가 풀어져서 개운합니다. 허리 근육통 정도라면 이 스트레칭만으로도 충분히 해소할 수 있습니다.

2

팔을 쭉 펴고 허리와 등을 젖힌다

숨을 내쉬면서 천천히 팔을 뻗어 상체를 일으킵니다. 가능하면 배꼽이 바닥에서 떨어지는 것이 좋습니다. 이 자세를 1~3분 동안 유지하며, 하루에 2~3회 실시합니다. 가슴을 펴고 등을 쭉 늘인다는 느낌으로 하면 더 효과적입니다.

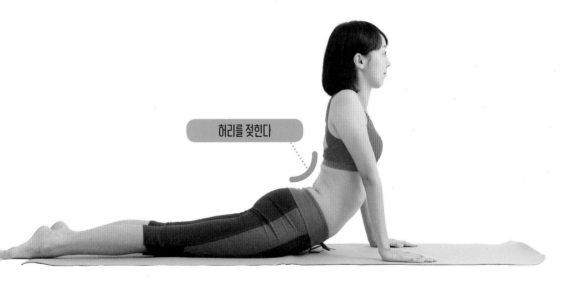

허리를 젖힌다

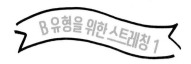

B유형을 위한 스트레칭 1

엉치엉덩 관절 누르기
스트레칭

1

엉치엉덩 관절의 위치를 확인한다

먼저 엉덩이 골 위쪽에 튀어나온 미골에 주먹을 댑니다. 그런 다음 주먹 위치
가 역삼각형의 꼭짓점이라 생각하고, 역삼각형의 위쪽에 있는 나머지 두 꼭
짓점의 위치를 확인합니다. 이 두 꼭짓점에 해당하는 부위가 엉치엉덩 관절
입니다.

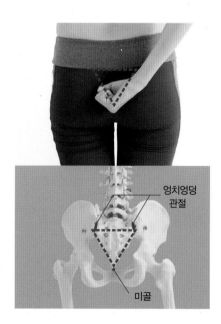

외출했거나 테니스공이 없을 때에도 엉치엉덩 관절을 관리할 수 있습니다. 몸을 뒤로 젖힐 때 통증을 느끼는 B 유형의 사람이라면 습관이 될 정도로 이 스트레칭을 해보기를 권합니다.

2

통증이 있는 쪽 엉치엉덩 관절을 누른다

통증이 있는 쪽 엉치엉덩 관절 자리에 같은 쪽 손을 댑니다. 그런 다음 손의 위치가 다른 곳으로 밀리지 않도록 주의하면서 아픈 쪽 다리를 뒤쪽에 놓은 의자나 벤치에 올리고 손으로 관절을 세게 누릅니다.

이때 팔의 각도는 45도 정도를 유지하며 이 자세를 10~30초 동안 유지합니다(사진은 허리 왼쪽에 통증이 있는 경우).

정해진 횟수는 없지만, 외출 중이라도 통증이 느껴질 때 자주 하면 좋습니다. 살짝 아픈 정도로 자극하면 효과적입니다.

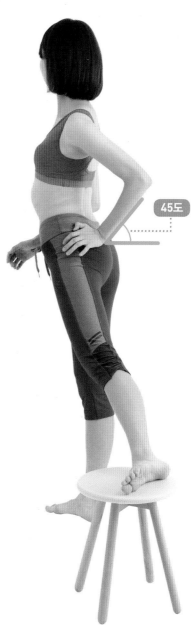

45도

B 유형
추천

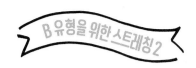

B 유형을 위한 스트레칭 2

무릎 꿇고 상체 숙이기
스트레칭

1

무릎을 꿇고 앉아 상체를 앞으로 숙인다

무릎을 꿇고 앉은 다음 양팔을 앞으로 뻗으면서 상체를 천천히 숙입니다. 이
자세를 1분 동안 유지하며, 하루에 2~3회 실시합니다. 등과 허리를 쭉 늘인다
는 느낌으로 하면 더 효과적입니다.

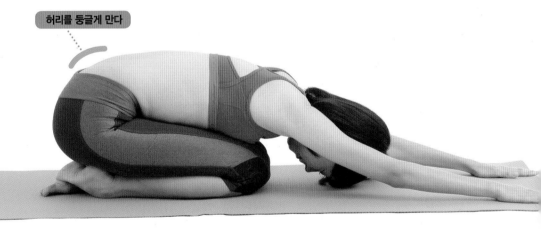

허리를 둥글게 만다

디스크·척주협착

좁아진 척주관을 넓혀주어 통증과 저림 증상을 완화하는 스트레칭입니다. 몸을 둥글게 마는 동작으로 뒤쪽으로 쏠린 몸의 중심을 앞으로 가져오는 효과도 있습니다.

2

양손에 힘을 준 상태에서 고개를 대각선 앞쪽으로 숙인다

무릎을 꿇고 앉은 다음 양팔을 앞으로 쭉 뻗은 채 양손에 조금씩 힘을 주어 고개를 대각선 앞쪽 방향으로 숙이면서 목을 살짝 늘입니다. 이 자세를 1~2분 동안 유지하며, 하루에 1~3회 실시합니다.

아프거나 움직이기 힘든 쪽 목의 뒤쪽부터 견갑골 부위까지 늘인다는 느낌으로 당기면 좋습니다.

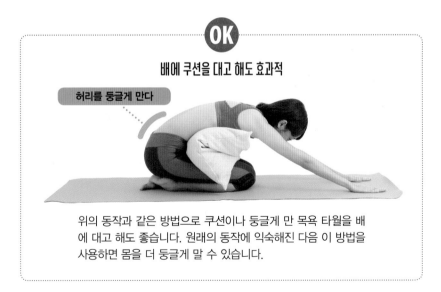

OK

배에 쿠션을 대고 해도 효과적

허리를 둥글게 만다

위의 동작과 같은 방법으로 쿠션이나 둥글게 만 목욕 타월을 배에 대고 해도 좋습니다. 원래의 동작에 익숙해진 다음 이 방법을 사용하면 몸을 더 둥글게 말 수 있습니다.

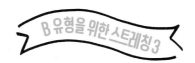

B 유형을 위한 스트레칭3

고관절
스트레칭

1

통증이 있는 쪽 고관절을 누른다

위를 보고 누운 다음, 통증이 있는 쪽 허벅지 안쪽을 반대편 발뒤꿈치로 30초
동안 누릅니다(사진은 허리 오른쪽에 통증이 있는 경우). 이 동작을 하루에 1~2회 실
시합니다. 같은 방법으로 반대쪽 고관절도 함께 관리합니다.

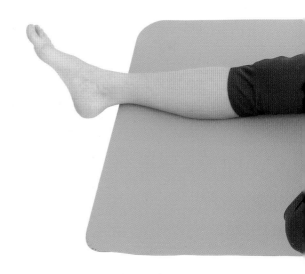

디스크·척주협착

척주관 협착증이 생기면서 뻣뻣해지기 쉬운 고관절을 관리하는 스트레칭입니다. 통증의 연쇄적 발생, 걷는 자세가 나빠지면서 무릎이나 목에 무리가 가는 것을 방지합니다.

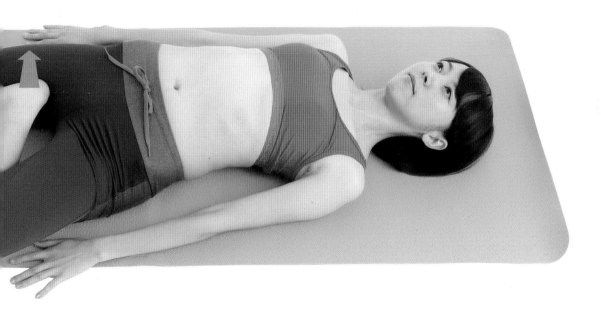

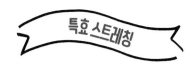

테니스공
요법

1

엉치엉덩 관절의 위치를 확인한다

먼저 엉덩이 골 위쪽에 튀어나온 미골에 주먹을 댑니다. 그런 다음 주먹 위치를 역삼각형의 아래쪽 꼭짓점이라 생각하고, 역삼각형의 위쪽에 있는 나머지 두 꼭짓점의 위치를 확인합니다. 이 두 꼭짓점에 해당하는 부위가 엉치엉덩 관절입니다.

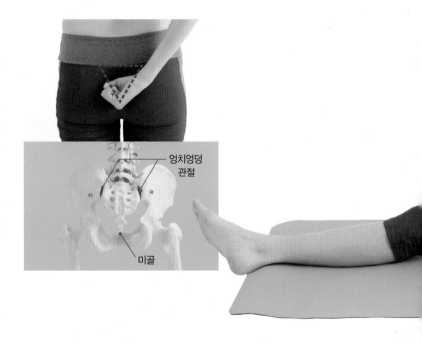

디스크·척주협착

강한 통증을 빠르게 가라앉힐 수 있는 포인트는 일반적인 엉치엉덩 관절의 위치보다 조금 아래쪽에 있습니다. 한 개의 테니스공만 사용해 그 지점을 강하게 자극하면 신경 차단 주사보다 효과가 뛰어납니다.

2

엉치엉덩 관절 아래쪽에 테니스공을 놓고 체중을 싣는다

엉치엉덩 관절의 위치를 파악하고, 먼저 아픈 쪽 관절에 손가락을 댑니다. 그리고 그보다 조금 아래에 테니스공 한 개를 놓습니다. 테니스공의 위치가 밀리지 않게 주의하면서 위를 보고 눕습니다. 마지막으로 아프지 않은 쪽 다리를 아픈 쪽 허벅지 너머로 넘기면서 테니스공에 체중을 싣습니다.

이 자세를 1~2분 동안 유지합니다(사진은 허리 오른쪽에 통증이 있는 경우). 정해진 횟수는 없으며, 통증이 심할 때마다 실시합니다. 동작을 할 때 느껴지는 통증을 조금만 참으면 빠르게 효과를 느낄 수 있습니다.

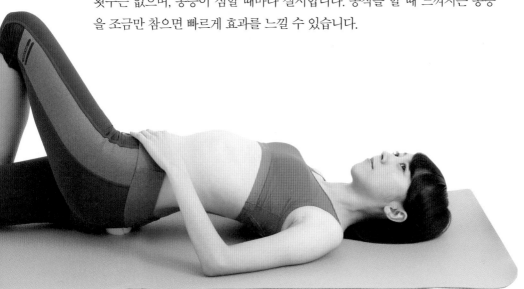

제2장

허리 통증은
스스로 고칠 수 있다

기존의 치료 방식으로는
낮지 않는 환자가 늘고 있다

"아이고, 허리 부위에 척주관 협착증이 있으시군요."

정형외과 의사에게 이런 말을 들은 적이 있는 사람이라면 대부분 알고 있을 법한 상식이 있습니다.

'척주관 협착증이 생겨 허리가 아픈 것은 허리 뒤쪽에 있는 신경이 압박을 받기 때문이다. 그러므로 몸을 둥글게 마는 자세나 체조를 열심히 하면 신경이 압박받지 않게 되어 통증이 사라지고, 척주관 협착증이 개선된다.'

실제로 이렇게 생각하는 사람이 많은 것이 사실입니다. 환자뿐 아니라 치료·시술을 담당하는 전문가들조차 지금까지는 이러한 관리법이 척주관 협착증에 대처하는 가장 좋은 방법이라고 생각해왔습니다. 그러기에 이제 껏 척주관 협착증을 다룬 책이나 운동 처방에서는 대부분 이처럼 몸을 둥글게 마는 동작을 추천하고 있습니다.

나도 과거에 집필한 관절통 관련 책에는 그러한 내용을 기술한 적이 있습니다. 우리 클리닉을 방문한 환자들에게도 비슷한 조언을 해왔고, 또 어느 정도 효과를 거두기도 했습니다.

디스크·척주협착

하지만 몇 년 전부터 상황이 변하기 시작했습니다. 척주관 협착증 환자 중에 기존의 방식만으로도 충분히 상태가 호전되는 사람이 있는 반면, 뚜렷한 성과를 보이지 않는 사람이 나타나기 시작한 것입니다.

'뭔가 이상하다. 원래대로라면 더 빠르게 통증이 나아져야 하는데……' 라고 느낄 만큼 치료가 더딘 사례가 조금씩, 그러나 분명히 늘고 있었습니다.

그래서 나는 환자에게 평소 고민해온 증상이나 생활 습관 등을 좀 더 자세히 묻기 시작했습니다. 그리고 그동안 치료해온 수만 건의 허리 통증 사례와 비교하며 그 원인을 찾았습니다. 그 결과 지금까지의 상식에서 벗어난, 척주관 협착증을 스스로 고치기 위한 새로운 상식에 도달하게 되었습니다.

척주관 협착증의 정체를
알아내다

척주관 협착증에 대한 자세한 내용은 제3장에서 다시 언급하겠지만, 이 질환을 한마디로 정의하면 '척추뼈 구멍이 이어져 만들어진 관인 척주관이 좁아지면서 그곳을 지나는 신경을 압박해 통증을 일으키는 질환'이라고 할 수 있습니다.

　주로 몸을 뒤로 젖혔을 때 통증이 발생합니다. 척주관이 척추의 허리 부분인 요추의 뒤쪽(등 쪽)에 위치하기에 몸을 뒤로 젖히면 신경에 더 많은 압박이 가해지기 때문입니다.

　허리 통증에는 몸을 앞으로 숙일 때 아픈 유형과 몸을 뒤로 젖힐 때 아픈 유형이 있는데, 척주관 협착증은 후자에 해당합니다.

　이러한 특징 때문에 그동안은 허리를 뒤로 젖히는 동작과 정반대되는 동작, 즉 몸을 둥글게 마는 체조를 하면 척주관이 넓어져 신경이 압박을 덜 받게 되므로 당연히 허리가 편해진다고 생각해온 것입니다.

　그래서 치료 방법 또한 그에 맞는 방식을 적용해왔습니다.

　그런데 최근에 들어서는 왜 이러한 기존의 '상식'이 통용되지 않게 되었을까요?

　　　　　　　　　　　　　　　　　　　　　　디스크·척주협착

일반적으로 허리 통증에는 스토리가 있습니다. 대부분 오랜 시간 동안 천천히 통증이 발전되는 과정을 거쳐 지금에 이른 것입니다.

클리닉에서 환자들을 만나다 보면 50~60대에 척주관 협착증 진단을 받는 환자가 많습니다. 하지만 그들 중 허리 통증을 느끼자마자 병원을 찾고, 검사를 받아 바로 척주관 협착증 진단을 받았다는 사람은 거의 없습니다. 예외가 있다면 발레를 오래 했거나 주위로부터 "자세가 참 좋다"라는 말을 꾸준히 들어온 사람처럼 몸을 젖히는 동작을 반복해온 사람 정도입니다.

이를 제외한 대부분의 척주관 협착증 환자들은 비슷한 과정을 겪습니다.

환자에게 통증에 대한 이야기를 들은 후 "30~40대에도 허리 통증이 있지 않았나요?"라고 물어보면 대부분 "그러고 보니 예전에도 허리에 통증이 있었어요", "허리를 자주 삐끗하기는 했어요" 같은 대답이 돌아오곤 합니다.

즉 이제껏 허리에 여러 가지 통증을 느낀 적이 있었고, 그 과정이 반복된 결과 지금에 와서 가장 심한 강도의 통증을 수반하는 척주관 협착이 나타난 것입니다. 이는 바꿔 말하면 '허리와 관련한 다른 문제를 동반하는 척주관 협착증'이라는 의미입니다.

앞서 이야기한 허리 통증의 두 가지 유형에 비추어보자면 척주관 협착증으로 대표되는 몸을 뒤로 젖힐 때 아픈 허리 통증뿐만 아니라 몸을 앞으로 숙일 때 아픈 허리 통증까지 숨어 있는, 이른바 '두 가지 허리 통증의 혼합형'에 해당하는 척주관 협착증이 주류가 되고 있는 것입니다.

그간 만나온 척주관 협착증 환자들의 사례를 살펴봤을 때, 허리 통증의 원인이 오직 척주관의 협착인 100% 척주관 협착증은 전체의 10% 정도밖에 되지 않았습니다.

아주 드물게 척주관에 생긴 종양이나 정신적 문제가 척주관 협착증의 원인이 되는 경우도 있지만, 이는 몇 퍼센트에 불과합니다. 혼합형 척주관 협착증은 전체의 약 90%를 차지하고 있었습니다.

디스크·척주협착

상식을 벗어나자
통증이 해결되었다
∨

대부분의 척주관 협착증은 몸을 뒤로 젖힐 때뿐만이 아니라 앞으로 숙일 때도 통증이 나타납니다. 허리 통증을 두 가지 유형으로 나누어 각각 다르게 대처한 기존의 방법으로 증상이 호전되지 않는다면 자가 관리법 또한 바꿔야 합니다. 그러지 않으면 설령 척주관 협착증으로 인한 통증이 개선된다고 해도 다른 원인으로 인한 통증은 호전되지 않기 때문입니다.

게다가 이는 어디까지나 치료하는 사람의 변명일 뿐이지요. 허리 통증으로 고생하는 환자 입장에서는 의사가 시키는 대로 관리했는데도 "허리 통증이 전혀 낫질 않는다"는 불만이 나올 수밖에 없는 상황이 생기는 것입니다.

환자들의 사례를 통해 혼합형 척주관 협착증이 많다는 사실을 확인한 뒤로는 환자를 대상으로 한 시술 방식과 환자에게 지도하는 자가 관리법에도 변화를 주기 시작했습니다.

특히 환자가 집에서 자가 관리를 할 때 몸을 둥글게 마는 기존의 동작뿐만 아니라 몸을 뒤로 젖히는 동작을 함께 하기를 강력히 권하게 되었습니다.

10년 전 통증 이론에 비추어봤을 때는 '상식을 벗어난' 방법이었지만, 그 효과는 뚜렷하게 나타났습니다. 몸을 둥글게 마는 동작만 했을 때는 이렇다 할 효과를 보지 못한 환자들의 허리 통증이 차츰 개선되기 시작한 것입니다.

이러한 결과를 통해 앞서 이야기한 두 가지 허리 통증의 혼합형인 척주관 협착증이 이제는 주류가 되고 있다는 점을 알 수 있었습니다.

참고로 몸을 뒤로 젖힐 때 아픈 허리 통증에는 척주관 협착증 외에도 요추 분리증, 요추 전방전위증 등이 있는데, 이들 모두 요추 뒤쪽(등 쪽)이 무너져 통증이 발생하는 것입니다.

또 이러한 유형의 허리 통증에서 발생하는 저림 증상은 허리와 엉덩이 부위, 또는 다리 안쪽에 나타나기 쉬운 특징이 있습니다.

반면 몸을 앞으로 숙일 때 아픈 허리 통증으로는 주로 근육·근막성 허리 통증, 추간판증, 추간판 탈출증 등이 있습니다.

근육·근막성 허리 통증은 요추의 추간판에 가해지는 부하가 증가해 척주기립근 같은 허리 주변 근육에 피로가 쌓여 통증이 생긴 상태로, 간단히 말하면 허리 주변의 근육통입니다.

추간판증은 근육·근막성 허리 통증 등을 방치한 결과 추간판이 결국 버티지 못하고 추간판 내부의 수핵이 눌린 상태가 되어 발생합니다. 그러면 움직일 때마다 척추가 흔들려 통증이나 당기는 증세가 나타나는 것입니다.

추간판 탈출증은 눌린 수핵이 밖으로 빠져나와 척수신경을 직접 자극하는 상태를 말합니다. 따라서 다리와 허리에 극심한 통증이나 저림 증상이

디스크·척주협착

나타납니다. 저림 증상은 이르면 추간판증 단계부터 나타나기 시작하며, 일반적으로 허리부터 엉덩이에 걸친 부위 외에도 다리 바깥쪽이나 앞쪽에 나타나는 특징이 있습니다.

지금 이 책을 읽고 있는 독자 중에는 최근 척추관 협착증이라는 진단을 받은 분도 있을 것입니다. 하지만 예전부터 다른 종류의 허리 통증을 진단 받거나, 허리에 통증을 느낀 적이 있지는 않은지 생각해보기 바랍니다.

특히 몸을 앞으로 숙일 때 아픈 허리 통증에 대한 내용을 읽고 뭔가 짚이는 구석이 있다면 특히 주의할 필요가 있습니다. 비록 병원에서는 척추관 협착증이라는 진단을 받았다 해도 실제로는 몸을 뒤로 젖힐 때뿐만 아니라 앞으로 숙일 때도 아픈 혼합형 허리 통증을 앓고 있을 가능성이 매우 높기 때문입니다.

이러한 점을 알아차리지 못하면 척추관 협착증에 효과적이라고 하는 온갖 방법을 실천해도 허리 통증을 완전히 해결할 수가 없습니다.

쉬운 예를 하나 들어보겠습니다.

60대 중반의 유명 배우가 오랫동안 극심한 허리 통증으로 고생하다 결국 병원에서 척추관 협착증 수술을 받았습니다. 원래대로라면 수술 후 허리 통증에서 완전히 해방되어야 하지만, 수술을 받은 지 얼마 지나지 않아 다시 허리 통증이 재발했고, 결국 이 배우는 수소문 끝에 우리 클리닉을 찾아왔습니다.

증상을 자세히 물어보자 허리 통증이 재발한 이유를 금세 알 수 있었는데, 당연히 척추관 협착증인 것은 사실이었습니다. 그리고 그에 관련한 증상이 가장 뚜렷하게 나타나기도 했습니다. 하지만 그와 함께 추간판 탈출증 증상도 상당히 진행된 전형적인 혼합형 허리 통증을 앓고 있는 상태였습니다.

그래서 몸을 뒤로 젖힐 때 아픈 원인은 수술을 통해 해결했지만, 몸을 앞으로 숙일 때 아픈 원인은 그대로 방치된 상태였기에 허리 통증이 재발한 것이었습니니다. 정확히 말하면 수술 후 허리 통증이 재발한 것이 아니라, 이번에는 추간판 탈출증으로 인한 통증이 심해진 것이었습니다.

물론 그 배우에게는 추간판 탈출증 증상에 맞는 시술을 다시 실시했고, 평소에도 자가 관리 차원에서 몸을 뒤로 젖히는 동작을 의식적으로 계속해야 한다는 처방을 내렸습니다. 그 결과, 지긋지긋한 허리 통증에서 해방되어 다시 연기 생활을 할 수 있었습니다.

척주관 협착증에 대한
커다란 오해

최근 몇 년 사이에 척주관 협착증은 크게 주목받고 있는 질환이기도 하고, 환자 수도 증가하고 있습니다. 주변에서도 이 질환의 이름을 많이 들을 수 있습니다.

환자를 만나고 있는 사람으로서, 이렇게 척주관 협착증 환자가 늘고 있는 원인은 고령화와 의료 검사 기기의 발전에 있다고 생각합니다.

확실히 예전에 비해 노인 인구가 증가하고 있고, 평균수명도 늘고 있습니다. 이처럼 오래 살게 되면서 그만큼 허리에 부담이 가해지는 기간도 길어지고, 이러한 부담이 척주관에 악영향을 끼치는 것은 당연한 결과입니다.

또 검사 기술이 발전하면서 뼈에 문제가 생겨 병원을 찾으면 엑스레이 검사보다 더 정확하게 상태를 볼 수 있는 MRI 검사를 주로 하게 됩니다. 그 덕분에 예전에는 잘 알지 못하던 척주관의 상태를 자세히 알게 되고, 결과적으로 척주관 협착증 진단을 받는 사례도 증가하게 된 것입니다.

게다가 병원이나 정형외과의 진료 과정은 척주관 협착증을 진단하기 쉬운 조건으로 변화하고 있기도 합니다.

예를 들어 허리 통증을 호소하는 환자가 병원을 찾으면,

① 고령임

② 간헐성 파행(통증이나 저림 때문에 오래 걷지 못함) 증상이 있음

③ MRI 검사에서 척주관 협착이 확인됨

과 같은 세 가지 조건을 충족하면 척주관 협착증이라고 진단 내리는 것이 마치 '약속'처럼 되어버린 것입니다.

또 하나, 의사는 환자를 가장 증상이 심한 질환으로 진단하려는 경향이 있습니다. 증상이 가벼운 질환을 동반하더라도 더 크고 중요한 질환을 치료하는 데 집중하는 것이지요. 허리 통증을 예로 들자면, 검사 결과 '이 환자에게 근육·근막성 허리 통증과 척주관 협착증이 모두 있다는 것'을 알더라도 실제로는 척주관 협착증이라는 진단 결과만 말해주는 경우가 많습니다.

이처럼 척주관 협착증에는 지나치거나 오해하기 쉬운 상황적 요인들이 있습니다.

하지만 앞서 이야기한 대로 척주관 협착증의 실체는 그리 간단하지 않습니다. 사람마다 다른 증상을 정확히 파악해야 하고, 몸을 둥글게 마는 동작과 뒤로 젖히는 동작을 적절한 비율로 함께 실천하면서 증상에 대처해야 합니다. 그래야만 척주관 협착증을 포함한 전반적 허리 통증을 모두 해결할 수 있습니다.

몸을 뒤로 젖히는 동작이
중요한 이유

관련 서적 등을 통해 허리 통증에 대해 공부를 많이 한 사람일수록 지금까지 이야기한 내용을 의외라고 생각할 것입니다. 특히 척주관 협착증이 있어도 증상에 따라 몸을 뒤로 젖히는 동작을 의식적으로 하는 것이 좋다는 말에는 충격을 받을 수도 있습니다.

하지만 몸을 뒤로 젖히는 동작을 권하는 데에는 그럴 만한 이유가 있습니다.

첫 번째는 이미 여러 번 설명한 것처럼 최근에는 척주관 협착증 환자 대부분이 두 가지 허리 통증이 모두 가진 혼합형이라는 사실입니다.

그리고 두 번째는 현대인은 평소 앞으로 숙이는 자세로 생활하기 쉬운데 이러한 현대인의 생활 습관이 허리 통증을 유발하기 쉬우므로 이를 교정하기 위해서입니다.

오늘날에 이르기까지 현대인은 몸을 앞으로 숙여야 하는 생활을 해왔습니다.

그 기원을 거슬러 올라가면 농경민족에서 시작해 몸을 숙여 인사하거나, 절을 하거나 고개를 숙이는 문화도 깊이 뿌리내리고 있어 일상적으로 몸을 앞으로 숙이는 것이 익숙한 생활 패턴으로 굳어져 있습니다. 게다가 현대로 오면서 컴퓨터나 스마트폰 등을 사용하는 시간이 길어졌기 때문에 몸을 앞으로 숙이고 지내는 시간도 훨씬 길어졌습니다.

이 같은 생활 방식을 지속하면 허리에 좋은 것은 하나도 없습니다. 허리의 노화를 초래할 뿐 아니라 척주관 협착증을 앞당기고, 증상을 더욱 복잡하게 만들 뿐입니다.

이렇게 되지 않도록 몸을 앞으로 숙이는 자세를 의식적으로 교정하려는 노력이 필요합니다.

심각한 척주관 협착증도 스스로 고칠 수 있다

이번 기회에 허리의 노화가 어떤 식으로 진행되는지 알아두는 것도 좋습니다. 일반적인 허리 노화 유형을 이해하는 것 또한 척주관 협착증의 예방과 해소에 도움이 됩니다.

모든 관절은 나이가 들수록 노화가 진행되기 마련입니다. 관절의 노화는 평균적으로는 40대 초반이나 중반, 이른 사람은 20대 후반부터 시작되고, 허리의 노화 또한 마찬가지입니다.

일반적으로는 계속해서 몸을 앞으로 숙이고 있는 나쁜 자세가 근육·근막성 허리 통증을 일으키고, 근육의 문제이던 것이 점차 뼈의 문제로까지 넘어가 추간판증이나 추간판 탈출증으로 발전합니다. 이즈음부터 허리를 삐끗하는 일(급성 허리 통증)이 반복되고, 노화가 한층 더 진행되면 요추 분리증이나 요추 전방전위증, 척주관 협착증으로 넘어가는 것입니다.

49쪽에서 허리 통증으로 고생하는 사람들 대부분은 오랜 과정을 거친다고 이야기했습니다. 이처럼 몸을 앞으로 숙일 때 아픈 허리 통증에서 몸을 뒤로 젖힐 때 아픈 허리 통증으로 넘어가는 경우는 매우 흔합니다.

일반적으로는 허리 통증이 점차 심해지다가 결국 마지막에 맞닥뜨리는 단계가 척주관 협착증이라고 생각하면 됩니다. 그다음에는 허리와 연동성이 큰 무릎, 목 등의 관절에까지 악영향을 끼쳐 이러한 주요 관절이 제 기능을 거의 하지 못하는 상태가 되어가는 것입니다. 이 정도가 되면 얼마 지나지 않아 움직임이 불편해지고, 점점 힘들어져 누워서 지내거나 간병인의 도움을 받아야 하는 상황이 되어버립니다.

그런 상황이 발생하기 전에 허리 노화를 늦추는 것이 좋습니다.

여러분의 허리 통증이 아직 추간판 탈출증 단계라면 적절한 자가 관리만으로도 척주관 협착증으로 넘어가는 것을 막고, 추간판 탈출증도 개선할 수 있습니다.

또 설령 여러분이 현재 척주관 협착증을 앓고 있다 해도, 아직 스스로 고칠 가능성이 충분히 남아 있습니다.

척주관 협착증 중에서도 정말 심각한 단계에 나타나는 특징이 바로 배뇨 장애입니다. 자신도 모르게 소변을 찔끔 흘렸다거나 소변이 시원하게 나오지 않은 경험이 여러 번 있다면 스스로 고치기 힘들 만큼 중증의 척주관 협착증일 가능성이 높으며, 이때는 수술을 고려해야 합니다. 하지만 그 정도가 아니라면 절대 포기할 필요가 없습니다.

디스크·척주협착

스스로 통증의 정확한 특징을 알 수 있다

∨

척추관 협착증에 대한 개요는 이제 이해했을 것입니다. 다시 한번 말하지만, 같은 척추관 협착증이라 해도 사람마다 증상은 다릅니다. 그 점을 명심하고 대응해야 한다는 사실을 기억하기 바랍니다.

이렇게 말하면 당연히 자신의 상태가 어떤지 가능한 한 자세히 알고 싶을 것입니다. 이를 위해 제1장에 소개한 '허리 통증 자가 진단 리스트'를 적극적으로 활용하기 바랍니다.

이 진단 리스트를 보면 몸을 앞으로 숙일 때 아픈 유형과 몸을 뒤로 젖힐 때 아픈 유형의 허리 통증의 대표적 특징이 총망라되어 있습니다. 그중에서도 몸을 뒤로 젖힐 때 아픈 유형의 경우, 척추관 협착증에서 나타나기 쉬운 특징을 중점적으로 모았습니다.

진단 리스트를 만든 본인 입으로 말하려니 좀 민망하지만, 여러분 스스로 척추관 협착증 상태를 파악하기에 상당히 효과적인 진단 방법이라 자부합니다.

그리고 허리 통증의 강도는 날마다 변하기 마련입니다. 조금이라도 방심했다가는 자신도 모르는 사이에 갑자기 악화될 수 있습니다. 저림 증상도 마찬가지입니다. 주로 다리 바깥쪽이 저려야 하는데, 언젠가부터 다리 안쪽까지 저림 증상이 번져 있는 경우도 있습니다.

그렇기 때문에 정기적인 자가 진단을 통해 현재 자신의 허리 통증과 저림 증상이 어떤 상태인지 그 특징과 변화를 확인하기 바랍니다.

이 진단 결과가 척주관 협착증의 진행을 억제하거나 고치는 데 중요한 열쇠가 될 것입니다. 허리 통증에서 벗어나는 방법을 실천하는 데에도 가장 중요한 기준이 됩니다.

수술이나 약이 아닌
근본 해결 방법

∨

간혹 척주관 협착증 진단을 내리자마자 그 자리에서 수술을 권하는 의사도 있습니다만, 수술 여부는 좀 더 신중히 판단해야 합니다.

의사의 진단이 정말 정확한지, 의학적으로 수술이 꼭 필요할 만큼 상태가 심각한지 스스로 납득할 수 있을 만큼 질병에 대해 이해하고 수술을 결정하는 것이 좋습니다.

척주관 협착증 수술을 하는 목적은 신경 압박을 줄여 통증이나 저림 증상을 해소하는 것입니다.

하지만 앞서 예로 든 사례처럼 수술을 받은 후에도 통증이나 저림 증상이 여전히 남아 있는 경우도 있습니다. 수술 직후 잠시 통증이 사라진다 해도, 허리 통증을 유발하는 나쁜 자세 같은 생활 습관을 개선하지 않으면 머지않아 통증이 다시 재발하는 경우가 많습니다.

따라서 수술은 절대적 치료법이 아닙니다.

60쪽에서 이야기한 것처럼 척주관 협착증 환자가 수술을 고려해야 하는 기준은 '배뇨 장애의 유무'입니다. 배뇨 장애가 없고, 다른 증상도 그리 심각하지 않다면 수술을 고려할 필요는 없습니다. 오히려 수술은 안일한 방법일 수 있습니다.

　통증이 심할 때는 물론 약을 먹어도 되지만 시판 약이나 처방 약 모두 어디까지나 증상을 완화하는 대증요법에 불과할 뿐, 척주관 협착증을 완전히 치료할 수 있는 것은 아닙니다.

　척주관 협착증을 비롯한 각종 허리 통증을 근본적으로 해결하려면 반드시 통증이 발생하는 메커니즘을 이해하고, 허리 구조와 자세를 개선해야 합니다.

　이를 위해 제1장에서 소개한 스트레칭 등을 반드시 실천하길 바랍니다.

제3장

스트레칭만으로
허리 통증이 사라진다

엉치엉덩 관절
관리부터 시작한다

∨

제2장에서 척추관 협착증에 대한 '새로운 상식'이라 할 수 있는 최신 이론을 최대한 자세히 설명했습니다.

이번 장에서는 그러한 최신 이론을 바탕으로 제1장에서 소개한 스트레칭이 각기 다른 통증의 원인을 치료하는 원리에 대해 알아보겠습니다.

이러한 원리를 알면 앞서 소개한 스트레칭들이 얼마나 효과적인지를 이해할 수 있고, 또 실제로 스트레칭을 시작하거나 지속하는 데 좋은 동기부여가 될 것입니다.

이쯤에서 여러분에게 질문이 있습니다.

여러분은 허리가 어떤 식으로 움직이는지 알고 있습니까?

또 허리 관절의 움직임을 의식하고 느껴본 적이 있습니까?

우리 인간의 골격은 200개가 넘는 뼈로 구성되어 있습니다. 그리고 그 뼈를 이어주는 관절의 수는 약 400개로, '움직관절(가동관절)'과 '못움직관절(부동관절)'로 나뉩니다. 허리 관절은 당연히 움직관절입니다.

우리 몸은 매우 정교하게 만들어져 있으며, 관절이 정상적으로 움직이면 일상생활에 필요한 다양한 동작을 통증 없이 수행할 수 있습니다.

디스크·척주협착

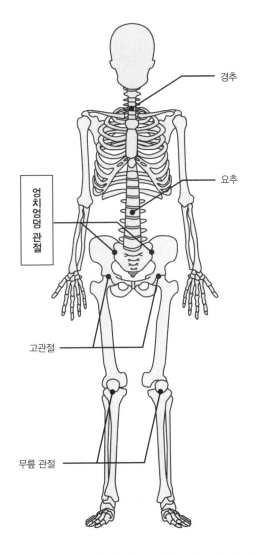

경추

요추

엉치엉덩 관절

고관절

무릎 관절

　걷거나 앉거나 물건을 들 때 빠질 수 없는 허리의 움직임은 두 관절이
잘 연계되어 움직입니다. 첫 번째 관절은 등뼈의 허리 부분을 구성하는
'요추 관절'이고, 다른 하나는 골반 중앙에 위치한 천골(엉치뼈)과 좌우 장
골(엉덩뼈)의 경계에 있는 '엉치엉덩 관절'입니다.

허리의 경우, 요추와 요추 사이에 있는 추간판(20쪽 일러스트 참고)뿐 아니라 요추와 엉치엉덩 관절이라는 명콤비가 몸의 하중이나 외부에서 가해지는 충격을 완화해주어야 자연스럽고 편안하게 역할을 수행할 수 있습니다. 이들이 잘 연계해야 부드럽고 정상적 움직임이 가능한 것입니다.

따라서 허리 통증에 대한 대책을 세울 때는 쉽게 떠올릴 수 있는 요추뿐 아니라, 엉치엉덩 관절에도 주의를 기울여야 합니다.

요추보다 오히려 엉치엉덩 관절을 제대로 움직이는 것을 우선으로 생각하는 것이 중요합니다. 엉치엉덩 관절은 문제가 생기기 쉬운 관절이기 때문입니다.

엉치엉덩 관절은 정상적으로 기능할 때조차 움직이는 범위(정상 가동 범위)가 수 밀리미터에 불과할 정도로 매우 작습니다.

그런 관절에 일정 수준 이상 불필요한 부하가 걸리면 관절이 삐걱거리기 시작하고, 결국 뻣뻣하게 굳어버려 관절 부위를 전혀 움직이지 못하게 되는 것입니다.

이렇게 되면 요추에 부담이 집중되고, 허리 주변 근육이나 추간판 등이 쇠퇴하기 시작합니다. 그 결과 당김이나 결림·통증 등의 문제가 발생하고, 계속 방치하면 허리 통증이 점점 더 악화됩니다.

현대인의 약 80%는 엉치엉덩 관절에 문제가 생길 가능성을 안고 살아갑니다. 그러므로 허리에 통증이 생기면 일단 엉치엉덩 관절의 비정상적인 기능을 교정하는 것이 우선입니다.

이러한 이유에서 어떤 허리 통증이든 간에 엉치엉덩 관절부터 관리하기를 추천합니다. 따라서 이 책의 제1장에서도 테니스공을 이용한 엉치엉덩 관절 스트레칭을 모두에게 권하는 첫 번째 기본 스트레칭으로 소개하고

디스크·척추협착

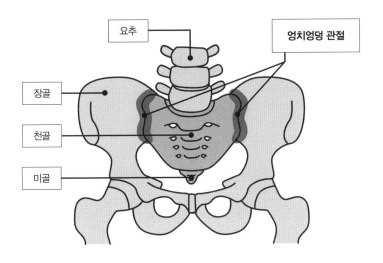

요추

엉치엉덩 관절

장골

천골

미골

있습니다.

척주관 협착증은 기본적으로 허리 통증 증상이 진행된 최종 단계이며, 몸을 뒤로 젖혔을 때 아주 고통스럽습니다. 그러므로 이제껏 사람들은 허리를 뒤로 젖히는 동작이 증상을 더욱 악화시킨다고 생각해온 것이지요. 그래서 몸을 앞으로 숙이는 체조만 권해왔지만, 이러한 체조는 지금 당장 느끼는 통증을 해결하는 대증요법에 불과합니다.

이 책에서는 몸을 뒤로 젖힐 때 아픈 허리 통증이 있는 사람에게도 근본 치료를 위해 뻣뻣해진 엉치엉덩 관절을 풀어주는 스트레칭을 권하고 있습니다.
또 통증이 너무 심할 때는 일반적인 엉치엉덩 관절의 위치보다 조금 아래쪽을 강하게 자극하는 '특효 스트레칭(42쪽 참고)'도 소개하고 있습니다. 참을 수 없을 만큼 통증이 심할 때는 한번 시도해보기를 권합니다.

몸을 앞으로 숙일 때
아픈 유형을 위한 스트레칭

앞에서 엉치엉덩 관절에 불필요한 부하가 걸리면 관절이 뻣뻣해진다는 이 야기를 했습니다. 그러한 문제가 발생하는 가장 큰 원인은 책상 앞에서 일 할 때처럼 장시간 몸을 앞으로 숙인 채 앉아 있는 등 잘못된 자세와 습관 입니다. 특히 구부정한 자세는 엉치엉덩 관절을 서서히 손상시킵니다.

또 몸을 앞으로 숙이는 습관은 척추의 S자 커브를 무너뜨리는 가장 큰 요인인데, 척추의 S자 커브가 무너지면 당연히 허리 주변 근육이나 추간판 등에 부하가 걸리게 됩니다.

그러면 다음 단계는 어떻게 될까요?

처음에는 근육·근막성 허리 통증(허리 근육통) 정도에서 끝나지만, 증상 이 만성화되면 추간판에까지 문제가 발생합니다. 그리고 추간판증이나 추 간판 탈출증으로 발전해 통증과 저림 증상을 유발합니다.

또 이렇게 증상이 악화되는 과정에서 허리 근육과 추간판에 상당한 피 로가 쌓여 우리가 흔히 "허리를 삐끗했다"라고 말하는 급성 허리 통증이 반복적으로 발생하게 됩니다.

그러므로 이러한 문제가 발생하는 원인인 구부정한 자세를 바로잡고, 허리의 S자 커브를 되찾아야 합니다.

디스크·척주협착

그래서 제1장에 소개한 것이 바로 몸을 앞으로 숙일 때 아픈 유형(척주관 협착증 예비군 유형) 항목에 있는 세 가지 스트레칭입니다. 이 세 가지 스트레칭이면 두 가지 과제를 한 번에 해결할 수 있습니다.

테니스공을 흉·요추 접합부와 견갑골 부분에 대고 자극하는 데에는 이유가 있습니다.

사실 몸을 앞으로 숙이는 구부정한 자세에는 견갑골과 허리 사이에 위치한 흉·요추 접합부부터 숙이는 자세, 견갑골 부위부터 숙이는 자세 이렇게 두 가지가 있으므로 이러한 두 자세에 모두 대응할 수 있도록 세 가지 스트레칭을 준비한 것입니다.

참고로 흉·요추 접합부부터 숙이는 자세가 익숙한 사람 중에는 사무직 종사자나 운전수, 미용사, 보육사, 간호사, 요리사 등 몸을 앞으로 숙인 채 서서 일하는 사람이 많습니다.

반면 견갑골 부위부터 숙이는 자세가 익숙한 사람 중에는 컴퓨터나 스마트폰을 장시간 사용하는 사람이 많습니다.

시간적 여유가 없어서 세 가지 스트레칭을 모두 할 수 없다면 앞서 말한 특징을 고려해 자신에게 맞는 스트레칭을 선택하면 됩니다.

허리를 뒤로 젖히는 '엎드려 상체 올리기 스트레칭'(34쪽 참고)은 몸을 앞으로 숙일 때 통증을 느끼는 사람에게 반드시 권합니다. 테니스공 같은 도구 없이 손쉽게 할 수 있는 스트레칭이지만, 통증 해소에는 탁월한 효과가 있습니다. 허리 통증의 가장 초기에 해당하는 근육·근막성 허리 통증은 이 스트레칭만으로 낫는 경우도 많습니다.

어쨌든 이러한 스트레칭을 꾸준히 실천하면 앞으로 쏠리기 쉬운 몸의 균형을 뒤쪽으로 되돌릴 수 있습니다. 그러면 척추 본연의 S자 커브가 재구축되어 허리부터 등까지 이어진 근육(척주기립근)의 당김이나 결림을 해소할 수 있습니다.

직접 해보면 허리와 등이 개운해지는 것을 금세 느낄 수 있습니다.

몸을 뒤로 젖힐 때
아픈 유형을 위한 스트레칭

이제 몸을 뒤로 젖힐 때 아픈 유형(척주관 협착증 유형)의 허리 통증을 위한 스트레칭에 대해 설명해보겠습니다.

요추에는 5개의 추체가 이어져 있습니다. 앞서 말한 몸을 앞으로 숙일 때 아픈 유형의 허리 통증은 추체와 추체 사이를 연결하는 추간판의 앞쪽이 무너져 발생하는 것입니다(20쪽 일러스트 참고).

여기서 증상이 더 악화되어 요추의 뒤쪽까지 무너져버린 것이 바로 몸을 뒤로 젖힐 때 아픈 유형의 허리 통증입니다. 요추 후방에 있는 관절 돌기에 금이 가거나 돌기가 깨져서 분리되는 요추 분리증, 돌기가 어긋나 버리는 요추 전방전위증 그리고 척주관 협착증이 이에 해당합니다(21쪽 일러스트 참고).

이러한 증상이 있을 경우에는 엉치엉덩 관절을 더욱 중점적으로 관리해야 합니다. 스트레칭과 자세 교정으로 엉치엉덩 관절의 기능을 회복시키면 요추에 걸리는 부하가 줄어들고, 척주관에 가해지는 압박도 완화되기 때문에 증상이 악화되는 것을 막을 수 있습니다. 통증이나 저림 증상도 크게 줄어듭니다.

그렇기 때문에 엉치엉덩 관절을 스스로 관리할 수 있도록 제1장에 언제 어디서나 할 수 있는 '엉치엉덩 관절 누르기 스트레칭'(36쪽 참고)을 맨처음으로 소개했습니다.

그동안 클리닉에서도 엉치엉덩 관절을 스스로 관리하는 방법을 몇 가지 제안해왔고, 이 책에서도 허리 통증에 효과적인 스트레칭을 소개했지만, 이러한 방법은 전부 누운 상태에서 테니스공을 이용하는 스트레칭입니다.

하지만 제1장에서 소개한 엉치엉덩 관절 누르기 스트레칭은 선 채로 할 수 있고, 특별한 도구나 장비도 필요하지 않습니다.

이 방법은 내가 개인적으로 수년 동안 실천해왔고 효과를 이미 확인한 것으로, 허리 통증의 최종 단계인 척주관 협착증으로 고민하는 분들을 위해 처음으로 공개하는 것입니다.

이 스트레칭 방법을 보고 '한쪽만 해도 괜찮을까? 양쪽을 다 하지 않아도 괜찮을까?' 하고 생각할 수 있지만, 괜한 걱정입니다.

척주관 협착증도 처음에는 좌우 어느 한쪽부터 통증이 나타나기 시작합니다. 만약 어느 순간 양쪽 모두 통증을 느끼기 시작했다면 외출했거나 업무 중이라 바닥에 누울 수 없는 경우, 일단 이 방법으로 통증이 더 심한 쪽을 풀어준 다음 집에 돌아가 다시 양쪽 모두 제대로 관리하면 됩니다.

그다음에 소개한 '무릎 꿇고 상체 숙이기 스트레칭'(38쪽 참고)도 매우 효과 높은 관리법입니다.

디스크·척주협착

몸을 둥글게 마는 동작을 습관화해 뒤로 기울어진 중심을 앞으로 다시 끌어당기는 효과가 있습니다.

게다가 좁아진 척주관을 넓혀주어 테니스공을 이용한 엉치엉덩 관절 관리법과 함께 꾸준히 실천하면 척주관 협착증으로 인한 통증이나 저림 증상을 줄일 수 있습니다.

마지막으로 '고관절 스트레칭'(40쪽 참고)을 추천하는 데에도 이유가 있습니다. 사실 허리 관절과 고관절은 연동성이 높고, 특히 허리에 척주관 협착증이 생기면 통증이 생긴 쪽 고관절이 뻣뻣하게 굳어버리는 경향이 있기 때문입니다.

허리 상태가 좋지 않은데 고관절까지 굳어버리면 걸을 때 아픈 쪽 다리만 바깥으로 향하는 걸음걸이가 됩니다. 그렇게 한쪽 다리만 외회전시키면서 걷다 보면 자세가 점점 더 나빠져서 무릎이나 목까지 비뚤어지고 관절까지 무리하게 돼 문제가 발생합니다.

클리닉을 방문한 환자 중에는 이런 말을 한 분이 있었습니다.

"병원에서 척주관 협착증 진단을 받았는데, 늘 허리 오른쪽이 아파요. 게다가 언젠가부터 오른쪽 무릎과 어깨까지 아프기 시작했어요. 제 몸은 오른쪽에만 무슨 저주라도 내린 걸까요."

신체 문제를 이런 식으로 받아들이는 사람도 있다는 사실에 놀랐지만, 너무나 진지한 환자의 모습을 보니 마음이 무거웠습니다. 물론 열심히 설명하며 증상에 대해 이해를 시켜드렸지만, 이는 단지 웃고 넘길 일이 아닙니다. 신체적 통증은 그만큼 사람을 괴롭고 불안하게 합니다.

이 같은 악순환이 일어나지 않도록 이 책에서 소개한 스트레칭을 활용해 고관절을 유연하게 유지하기 바랍니다.

디스크·척주협착

효과는 배가되는
혼합 비율 스트레칭

제2장에서 이야기한 것처럼 설령 척주관 협착증 진단을 받았다 해도 대부분의 환자는 몸을 앞으로 숙일 때 아픈 유형과 몸을 뒤로 젖힐 때 아픈 유형에 해당하는 요소를 모두 갖고 있습니다. 게다가 각각의 요소가 차지하는 비율 또한 사람이나 시기에 따라 다릅니다.

그러므로 두 유형의 허리 통증이 혼합된 비율에 맞추어 이제껏 추천한 스트레칭을 실시하는 것이 가장 합리적입니다. 게다가 이러한 방법은 당연히 허리 통증을 해소하는 효과도 높여줍니다. 허리 통증이나 다리 저림을 자신의 힘으로 근본부터 해결하려면 지금 시점에서는 이 방법이 최선입니다.

몸을 비트는 동작은
만능 해결사

제1장에서는 몸을 앞으로 숙일 때 아픈 유형과 몸을 뒤로 젖힐 때 아픈 유형의 허리 통증 모두에게 추천하는 스트레칭으로 몸을 비트는 동작을 소개했습니다. 이 동작의 목적은 상체를 비틀어 통증이 있는 쪽 요추를 넓히고, 압박에서 해방시키는 것입니다.

  예를 들어 추간판 탈출증 때문에 오른쪽이 자주 아픈 사람은 평소에 요추 오른쪽 앞부분이 압박받고 있다는 뜻입니다. 또 척주관 협착증 때문에 오른쪽이 자주 아픈 사람은 요추 오른쪽 뒷부분이 늘 압박받고 있을 가능성이 큽니다.

  오른쪽으로 상체를 비틀면 요추의 오른쪽이 전체적으로 넓어져 몸을 앞으로 숙일 때 아픈 유형과 몸을 뒤로 젖힐 때 아픈 유형의 허리 통증 모두에 효과를 볼 수 있습니다.

근력 운동이나 마사지보다
효과가 뛰어나다

∨

근력 운동은 체력을 유지하는 데 좋을지 몰라도 허리 통증을 해소하거나 예방하는 효과는 거의 없습니다. 오히려 무모한 근력 운동은 더 큰 문제를 일으켜 증상을 악화시킬 가능성이 높습니다.

　우리가 흔히 듣는 "복근이나 등 근육을 키우는 훈련이 허리 통증에 도움이 된다"는 말이 사실이라면 운동선수에게는 허리 통증이 생길 리 없겠지요.

　하지만 실제로 항상 몸을 단련하는 운동선수는 프로·아마추어를 불문하고 허리 통증 때문에 괴로워합니다. 클리닉에도 전 세계 챔피언 프로권투선수 등 수많은 운동선수가 허리 통증을 치료하기 위해 찾아오곤 합니다.

　허리 통증의 첫 단계는 근육·근막성 허리 통증입니다. 이는 척주기립근을 비롯한 허리 주변 근육에 피로가 축적되어 발생합니다.

　이 상태에서 복근이나 등 근육을 단련하는 근력 운동을 하는 것은 오히려 더 많은 피로를 누적시켜 상태를 더욱 악화시키는 것입니다.

　또 복근을 단련하든, 등 근육을 단련하든 같은 동작을 여러 번 반복하게 되는데, 몸을 앞으로 숙일 때 아픈 유형의 허리 통증이 있는 사람에게 복근 운동은 '편안한 동작'을 하는 기회를 늘리는 꼴이 되므로 추간판 주변의 신경 압박을 조장해 오히려 통증이 더 심각해집니다. 마찬가지로 몸을 뒤로 젖힐 때 아픈 유형의 허리 통증이 있는 사람에게는 등 근육 운동이 '편안한 동작'에 해당하기 때문에 요추 후방의 문제를 한층 가속화하는 결과를 초래합니다.

즉, 허리 통증을 해소하기 위해 근력 운동을 할 필요는 없습니다.

반면 마사지는 근육통 수준의 통증에 어느 정도 효과를 기대할 수 있습니다. 단, 마사지할 때도 세게 누르는 것은 피합니다. 경직된 근육을 세게 누르면 염증을 일으켜 근육 상태가 더 악화될 뿐 아니라, 안쪽에 위치한 관절이 잘못된 방향으로 굳을 수 있기 때문입니다.

몸을 쓰다듬는 정도로 마사지 강도를 조절하면 충분한 효과를 발휘할 수 있습니다. 또 시간도 조금 아쉽다 싶을 정도가 적당합니다.

나도 가끔 마사지를 받으러 가는데, 이때 반드시 '약한 강도로 10분 이내에 끝내도록' 합니다.

하지만 제1장에서 소개한 스트레칭은 근육에 초점을 맞춘 것이 아니라, 허리 통증의 근본 원인인 관절에 접근하는 방법입니다.

유형별 허리 통증이나 저림을 유발하는 근본 구조를 교정하는 것이기에 근력 운동이나 마사지보다 훨씬 뛰어난 효과를 얻을 수 있습니다.

우리 클리닉을 방문한 환자 중에는 제1장에 소개한 스트레칭을 실천하자 그 자리에서 통증이 줄어든 사례가 상당히 많았습니다.

디스크·척주협착

단, 의도적으로 '불편한 동작'을 하는 것이기 때문에 처음 사흘 정도는 힘들어하는 경우도 있지만, 거의 모든 환자가 통증의 경감을 확실하게 경험했습니다.

그러므로 통증 해소를 위해 일단 기본적으로 3주 정도는 꾸준히 실천해보기 바랍니다.

만약 자가 진단 결과에 맞추어 자신에게 적합한 스트레칭을 3주 이상 지속했는데도 증상이 개선되지 않거나, 예전과 다른 종류의 통증을 느낀다면 반대 방향으로 하는 스트레칭의 비율을 좀 더 늘려보는 것도 좋은 방법입니다.

이때 비율을 조정하기에 앞서 자가 진단을 다시 한번 해보길 바랍니다. 증상은 수시로 변하기 마련이므로 그때그때 자신의 허리 통증에 알맞은 비율에 맞추어 스트레칭을 하면 최소한의 노력으로 최대의 효과를 얻을 수 있습니다.

정형외과적 분류와
혼동하지 않는다

ⅴ

이번 장을 마치면서 우려되는 점을 말해두고 싶습니다.

지금까지 척주관 협착증을 몸을 앞으로 숙일 때 아픈 유형, 몸을 뒤로 젖힐 때 아픈 유형, 두 유형의 혼합형, 이렇게 세 가지 유형으로 분류해 이야기해왔습니다.

이는 병원이나 정형외과 의사가 일반적으로 사용하는 분류 방식과는 다릅니다. 여러분 입장에서는 조금 당혹스러울 수도 있으니 다시 한번 짚고 넘어가고자 합니다.

정형외과적 분류는 신경이 압박을 받는 부위를 기준으로 하며, 마찬가지로 세 유형으로 나눕니다.

첫 번째로 척수에서 좌우로 뻗어나온 신경의 뿌리 부분인 신경근이 압박을 받는 '신경근형'이 있고, 두 번째로 척수 말단의 신경 다발인 마미(馬尾)가 압박을 받는 '마미형'이 있습니다. 마지막 세 번째로는 신경근과 마미 양쪽이 압박을 받는 '혼합형'이 있습니다.

이는 이 책에서 분류하는 방법과는 확실히 다릅니다.

굳이 말하자면 책에서 소개한 분류법은 환자의 입장에서 실생활에 좀 더 가깝게 표현한 것이며, 정형외과적 분류는 엑스레이나 MRI 검사 결과를 바탕으로 한 것이라 두 방식의 결과가 다를 수 있습니다.

어느 쪽이 더 좋거나 나쁘다고 할 수 없지만, 두 분류법을 혼동하는 일이 없기를 바랍니다.

제4장

심각한 허리 통증
완치 사례 모음

걸을 수도 없었던
허리 통증에서 벗어났다
\ 여성 · 70대 · 사업가 /

이 환자는 대학병원에서 척주관 협착증 진단을 받았고, 우리 클리닉을 방문했을 때는 거의 걸을 수도 없을 정도로 심각한 상태였습니다. 100m 정도의 길을 걸을 때에도 중간에 여러 번 쉬었다가 걸어야 할 정도로 간헐성 파행 증상이 있었습니다.

이야기를 자세히 들어본 결과, 젊은 시절부터 허리를 자주 삐끗했고 추간판 탈출증을 거쳐 이제는 척주관 협착증으로까지 진행된 것으로 판단할 수 있었습니다.

그 시점에서 허리 통증의 원인은 추간판 탈출증으로 인한 정도가 40%, 척주관 협착증으로 인한 정도가 60% 정도였습니다. 아직까지 배뇨 장애는 없었기에 수술을 하지 않고 완치를 목표로 치료를 시작했습니다.

그 후 일주일에 한 번씩 엉치엉덩 관절을 조정하는 치료를 하면서, 동시에 평소에도 자세에 신경 쓰는 습관을 들일 수 있도록 조금씩이라도 걷게 했습니다.

처음에는 걷는 것조차 힘들어 통증을 참으며 시작했지만, 꾸준히 거리를 늘려가며 치료한 결과 한 달 뒤에는 허리 통증이 상당히 줄어들어 하루

디스크·척주협착

에 3km 정도까지 걸을 수 있게 되었습니다.

그리고 100일 뒤에는 엉치엉덩 관절을 조정하는 치료를 한 달에 한 번만 받아도 될 만큼 상태가 호전되어 긍정적 신호를 보였습니다.

우리 클리닉을 처음 방문한 지 1년이 넘은 지금은 허리 움직임이 매우 부드럽고 활동이 자유로워졌으며, 통증도 거의 없는 상태가 되었습니다. 얼마 전에는 100일에 걸쳐 크루즈 여행을 다녀올 정도로 건강 상태가 호전되었습니다. 원래부터 여행을 좋아하던 터라 치료를 시작할 때부터 크루즈 여행을 목표로 열심히 노력해온 것이 드디어 결실을 맺었다며 매우 기뻐했습니다.

목표를 구체적으로 세우고, 긍정적 마음으로 통증을 해소하기 위해 노력하는 사람은 척주관 협착증도 극복할 수 있음을 보여준 좋은 사례였습니다.

수술 후에도 계속되던 통증에서 벗어나 직장에 복귀했다

\ 남성 · 60대 · 회사원 /

"척주관 협착증 수술을 받았는데도 통증이 전혀 사라지지 않았습니다. 증상도 여전한데 왜 수술했는지 모르겠어요."

클리닉을 처음 찾아왔을 때 환자분이 한 말입니다. 수술 전의 증상부터 자세히 확인해보니 애초 이 환자에게 발생한 증상은 척주관 협착증으로 인한 것은 거의 없었고, 모두 추간판 탈출증으로 인한 것뿐이었습니다.

병원에서 받은 MRI 검사 결과만으로 보면 척주관 협착증과 추간판 탈출증의 특징이 모두 나타났을 수 있습니다. 하지만 환자 본인의 설명을 들으면 "서 있을 때보다 앉아 있을 때 더 괴롭다"라는 식으로 추간판 탈출증 특유의 증상을 상당히 자각하고 있는 상황이었습니다.

그러니까 이 환자는 수술을 받을 필요가 없었고, 굳이 수술을 받아야 한다면 추간판 탈출증 수술이 필요한 사람이었습니다. 괜히 받을 필요가 없는 척주관 협착증 수술을 했으니 통증과 증상은 나아진 것이 전혀 없는 안타까운 사례였습니다.

그래서 이 환자에게는 추간판 탈출증에 맞는 치료를 하고, 집에서는 제1장에 소개한 스트레칭을 꾸준히 실천하도록 처방했습니다.

디스크 · 척주협착

그리고 이 환자는 평소에 헬스클럽을 자주 다녔는데, 허리 통증을 개선하는 데 도움이 되리라 여겨 그동안 열심히 해온 복근·등 근력 운동을 잠시 쉬도록 했습니다. 고강도의 근력 운동은 오히려 허리 통증을 악화시킬 위험이 있기 때문이었습니다.

그 결과 약 석 달 만에 추간판 탈출증 증상이 없어졌으며, 특히 괴로움을 호소하던 '앉았을 때의 통증'도 전부 사라졌습니다. 덕분에 예전보다도 훨씬 수월하게 일할 수 있게 되었다고 합니다.

이 환자는 먼 길을 돌아온 만큼 허리 통증을 방지하는 올바른 자세와 생활 습관을 철저하게 숙지했습니다. 앞으로도 이대로만 실천한다면 허리 통증이 재발할 가능성은 굉장히 낮을 것이라 예상하며 치료를 마쳤습니다.

석 달 만에 통증이 사라지고
성격, 외모 모두 밝아졌다

\ 여성 · 60대 · 주부 /

"환자분은 척주관 협착증이니 안정을 취하십시오."

3년 전 의사에게 이같이 진단을 받은 이 환자는 워낙 걱정이 많고 착실한 성격인지라 의사의 말대로 생활했습니다. 집안일도 전부 남편에게 맡기고 움직임을 최소화하는 생활을 유지하고 있었습니다.

하지만 살펴본 결과, 몸을 앞으로 숙일 때 아픈 유형의 증상이 몸을 뒤로 젖힐 때 아픈 유형의 증상보다 더 강하게 나타나는 상태였고, 하루 종일 거의 움직임이 없다 보니 밤에는 숙면하지 못해 자율신경의 균형이 무너진 상태였습니다. 그리고 그럴수록 허리 통증은 더 악화될 뿐이었습니다.

나는 환자에게 '지나친 안정은 오히려 허리 통증을 악화시킬 수 있다는 점'과 '척주관 협착증 증상보다 추간판 탈출증 증상이 더 많이 나타나고 있다는 점'을 조심스럽게 설명했습니다. 또 3년 동안 움직임을 최소화하는 생활을 했는데도 허리가 좋아지지 않았으니 더 이상 쉬기만 해서는 상태가 나아지지 않을 것이라고 환자를 설득했습니다. 이렇게 다양한 각도에서 환자가 허리 통증에 대해 이해할 수 있도록 설명한 뒤, 치료와 자가 관리를 시작했습니다.

워낙 착실한 성격인 이 환자는 치료를 시작하자 허리 통증을 극복하기

디스크 · 척주협착

위해 매우 열심히 노력했습니다. 고속철도를 타고 먼 길을 다니면서 통원 치료를 받고, 집에서도 꾸준히 스트레칭과 걷기 치료를 쉬지 않고 열심히 했습니다. 그러자 약 석 달 만에 통증이 사라졌습니다. 낮 시간에 몸을 조금씩 움직이게 되자 수면 상태도 좋아져 자율신경의 균형을 측정하는 기기로 검사를 했더니 결과 또한 양호하게 나타났습니다. 실제 성격과 표정도 예전보다 훨씬 밝아졌습니다.

치료가 끝나자 정말이지 긍정적 마음으로 하루하루를 즐겁게 보내게 되었습니다. 남편에게 전부 맡겨버린 집안일도 다시 시작하고, 특히 부엌에 서서 일할 때는 의식적으로 '허리 통증을 유발하지 않는 자세'를 취하는 등 의지가 참 대단한 환자였습니다.

진짜 아픈 부위를 찾아내자
완치에 확신이 생겼다

\ 남성 · 40대 · 회사원 /

토목 공사장에서 일하는 이 환자는 전부터 허리를 자주 삐끗했지만 대부분 하룻밤 지나면 낫곤 했기 때문에 오랫동안 병원에 가지 않고 지내왔습니다. 그러다 어느 날 '통증이 평소와 다른 것'을 느끼고, 클리닉을 찾아온 것이었습니다.

환자의 상태를 살펴보니 추간판 탈출증을 지나 척주관 협착증으로 이행되기 시작한 단계였습니다. 일주일에 한 번 통원 치료를 하면서 집에서는 스트레칭이나 걷기 운동을 하고, 따뜻한 물을 받은 욕조에 들어가 허리를 따뜻하게 하는 관리 방법을 권했습니다.

처음에 스트레칭이나 걷기를 권하자 "몸을 많이 쓰는 일을 하는데, 따로 운동할 필요가 있을까요?" 하면서 의아해했지만, 일과 운동은 전혀 개념이 다르고 스트레칭이나 워킹은 허리 통증을 근본적으로 해소하는 수단이 된다는 점을 충분히 설명하자 납득했습니다.

또 허리를 자주 삐끗하는 것은 만성적 허리 통증으로, 파스를 붙이기보다는 39℃ 정도의 물을 받은 욕조에 몸을 10분 정도 담그는 것이 회복에 도움이 된다는 설명과 함께 평소에도 허리 통증이 생길 때 습관화하도록 했습니다.

그러자 한두 달 후부터 변화가 나타나기 시작했습니다.

그동안은 허리 전체가 다 아프다고 느꼈지만, 이제는 '진짜로 아픈 부위'가 어디인지를 본인도 정확하게 알게 되었습니다. 허리를 덮고 있던 안개가 차츰 걷히는 듯한 느낌이었다고 합니다. 앞에서 소개한 허리 통증 자가 진단 리스트에서 해당하는 항목이 많은 사람이라면 이 환자와 비슷한 단계로 진행할 가능성이 높습니다.

결과적으로 이 남성은 약 넉 달 만에 허리 통증을 해결했습니다. 앞으로 숙일 때 아픈 유형의 허리 통증 비중이 더 컸다면 석 달, 척추관 협착증이 더 심각했다면 반년 정도 걸렸겠지만, 본인은 이러한 결과에 만족스러워했습니다.

오랫동안 고통받아온 통증을
두 달 만에 스스로 완치했다
\ 여성 · 60대 · 주부 /

이 환자는 오랫동안 허리 통증으로 고생해왔다고 했습니다. 그러나 그동안은 동네 상가에 있는 접골원에만 다니고 있었습니다. 게다가 딱히 병원에서 진료받은 것도 아닌데, 자신이 척주관 협착증에 걸린 상태라고 굳게 믿고 있었습니다.

놀랍게도 심각한 척주관 협착증에 걸렸다고 믿은 이 환자가 접골원에서 받은 시술이라곤 고작해야 전기치료 정도가 다였습니다. 아마도 환자가 받고 싶어 하는 수기 치료를 제공하는 곳이어서 다녔겠지만 전기치료 외에는 '허리 통증을 앓는 다른 환자들과 정보 교환'이라는 명목으로 이야기를 나누는 정도로 시간을 보낸 모양이었습니다.

중·장년층이 모여서 이야기를 나누는 모임은 좋은 일이지만, 적어도 치료가 필요한 사람이라면 허리 통증에 대한 정확한 지식을 갖추어야 합니다. 그러지 않으면 아무리 치료원을 오래 다녀도 가벼운 근육·근막성 허리 통증 정도에만 효과가 있을 뿐, 그보다 심한 허리 통증은 나을 수가 없습니다. 오히려 통증 단계만 더 진행되게 만들 수도 있습니다.

실제로 이 여성은 아무런 근거도 없이 스스로 척주관 협착증이라 진단을 내렸고, 이를 의심하지 않았습니다. 게다가 '허리 근육을 푸는' 데에만 온통 신경을 쓰고 있었습니다.

처음 클리닉을 방문했을 때 증상을 확인한 결과, 아직 척주관 협착증까지는 이행되지 않았고, 근육·근막성 허리 통증에서 추간판증으로 진행되는 단계로 보였습니다. 그래서 허리 통증이 진행되는 과정과 근육보다 요추나 엉치엉덩 관절 등에 신경을 써야 하는 이유를 자세히 설명했습니다.

이러한 과정을 거쳐 드디어 허리 통증을 본격적으로 치료함과 동시에 스트레칭과 걷기 같은 자가 관리를 시작했습니다. 그 결과 두 달 후에 허리 통증이 완전히 사라졌고, 치료가 끝난 후 환자는 "왜 여태 이러고 지냈을까요. 정확한 허리 상태를 좀 더 일찍 알았더라면 좋았을 텐데……"라고 아쉬워했습니다.

나 역시 이분의 말에 완전히 동의하는 바입니다. 정확한 진단과 치료를 한다면 허리 통증은 빠르게 해결할 수 있습니다.

나이 때문에 어렵다는 말은 거짓말!
60대에 젊음을 되찾았다

\ 여성·60대·주부 /

이 환자는 허리 통증으로 고생하며 여러 병원을 전전한 끝에 결국 어느 병원에서 척추관 협착증 진단을 받았고, 나이가 들어 회복하기 어렵다는 말을 들은 상태였습니다. 그 말에 크게 상심해 '마지막으로 이곳에서도 어쩔 수 없다고 하면 포기하자'라는 심정으로 클리닉을 찾아온 분이었습니다.

허리 상태를 확인하고 그 자리에서 환자분에게 "척추관 협착증의 원인이 되는 뼈의 변형은 60대에서 90%가 경험하는 것이니 크게 신경 쓰지 않으셔도 됩니다"라고 말했습니다.

허리 통증의 원인을 나이 탓으로만 돌리며 '고칠 수 없다'고 단언하는 것은 있을 수 없는 일입니다. 물론 여성의 경우, 폐경 후 호르몬 균형이 깨지면서 골다공증 등이 발생할 위험이 있기 때문에 남성보다 나이의 영향을 크게 받는다고 할 수 있지만, 그보다 큰 원인은 생활 습관과 자세에 있습니다. 클리닉을 찾는 허리 통증 환자 중에 자세가 바르지 못한 분이 압도적으로 많다는 사실을 보면, 나이보다는 평소 생활 습관이 허리 통증에 더 큰 영향을 미친다는 것이 정설입니다.

이 환자는 첫 진료 후 일주일에 한 번씩 치료하며 올바른 자세를 지도했

디스크·척주협착

습니다. 또 집에서 스트레칭과 걷기 운동을 조금씩 시작했습니다.

그러자 한 달 후부터 통증이 줄어들기 시작했고, 다섯 달 후에는 본인이 직접 '몸이 팔팔한 상태'까지 회복되었다고 말하며 기뻐했습니다. 내가 보기에도 예전의 기운 없던 모습은 찾아볼 수 없을 정도로 생기가 넘쳐 보였습니다.

사실 이 환자는 허리 통증 때문에 오래 운영하던 미용실 문을 닫게 되어 상당한 상처를 받았다고 합니다. 실제로 미용사나 보육 교사 중에는 허리 통증 때문에 이직을 하는 경우가 많습니다. 하지만 제대로 대처하기만 하면 빠르게 허리 통증에서 벗어날 수 있습니다. 직업으로 인한 질병이다 생각해 방지하지 말고 적절한 치료로 최대한 오래 일할 수 있기를 바랍니다.

제5장

건강한 허리를
지키는 생활 습관

아프다고 쓰지 않으면
잃는 것이 더 많다

허리에 통증이 생기면 당연히 몸을 움직이고 싶지 않습니다. 하지만 통증에서 정말 벗어나고 싶다면 절대 가만히 있어서는 안 됩니다.

'몸을 움직이면 관절에 무리가 가서 안 좋은 거 아니야?'
이렇게 생각하는 분도 있을 수 있습니다.
하지만 이는 괜한 걱정입니다. 운동선수가 아닌 이상, 일반인이 아무리 많이 움직여도 일상생활에서 관절에 무리가 가는 경우는 거의 없습니다.

관절은 물론 소모품과 같은 측면이 있습니다. 프로야구 선수 중 투수들이 어깨나 팔꿈치에 부상을 입기 쉬운 것은 특정한 관절을 지나치게 사용하는 것이 주요 원인입니다. 또 피겨스케이트 선수들은 등을 뒤로 젖히는 동작을 많이 하기 때문에 허리나 등을 다치기 쉽습니다.
하지만 이런 경우가 아닌 일반적으로는 관절을 '혹사하기' 때문에 통증이 생기는 것이 아니라, 오히려 '쓰지 않아서' 문제가 생기는 경우가 압도적으로 많습니다.

몸을 움직이지 않으면 가동 범위가 좁아져 관절이 더 뻣뻣해지고 근육도 쇠퇴해서 결국엔 움직일 수 없게 됩니다. 그러면 통증 등의 문제가 점점 더 악화돼 일상 활동마저 어려워지는 것입니다.

당연히 그런 일을 경험하고 싶은 사람은 없을 겁니다.

척주관 협착증 환자에게는 간헐성 파행이라는 특유의 증상이 있습니다. 걷기 시작한 지 몇 분도 채 지나지 않았는데, 다리와 허리가 아프고 저려서 걷지 못하다가 잠시 쉬고 나면 다시 걸을 수 있는 증상입니다.

우리 클리닉에서는 이러한 간헐성 파행 증상이 나타난 사람일수록 쉬엄쉬엄 해도 좋으니 가급적 많이 걷기를 권합니다.

마음을 굳게 먹고 조금씩이라도 허리 통증이 개선되는 방향으로 나아갈 것인가, 아니면 아프다는 이유로 움직이지 않다가 결국 제대로 거동도 하지 못하게 될 것인가? 지금 이 선택이 여러분의 인생을 크게 좌우할 것입니다.

아프기 직전까지
최대한 허리를 펴고 걷는다

∨

걷기는 허리 통증을 치료하는 데 매우 중요한 관리 방법이므로 좀 더 이야기하도록 하겠습니다.

예전에 한창 걷기 열풍이 불었을 무렵, "건강을 위해 하루에 40분 이상, 1만 보 넘게 걷는다"는 이야기가 아주 흔하게 들렸습니다. 하지만 척주관 협착증이 있는 사람은 앞서 말한 것처럼 간헐성 파행이라는 증상이 있기 때문에 실천하기 어려운 건강법이었습니다.

그래서 척주관 협착증이 있는 사람은 우선 10분 동안 쉬지 않고 걷는 것을 목표로 합니다. 만약 10분이 어렵다면 3분 동안 걷고 잠시 쉬었다가 다시 3분 걷는 식으로 서너 번 반복해서 10분을 채우는 것도 좋습니다.

본격적인 걷기를 할 필요는 없습니다. 집 근처 슈퍼마켓에 장을 보러 갈 때 걷고, 볼일을 마친 후 다시 걸어서 집에 오는 정도면 충분합니다.

척주관 협착증 증세가 비교적 가벼운 편이라면 오래 걸을 수 있는 사람도 있겠지만, 무슨 일이든 과욕은 금물입니다. 걷는 시간은 최대 40~50분 이내로 합니다.

마찬가지로 허리 상태가 좀 괜찮은 날에 '오늘은 1시간 정도 걸어볼까? 그만큼 걷고 나면 내일은 걷지 않아도 되겠지'라는 생각이 들 수도 있지만, 이러한 방법 또한 권하지 않습니다. 차라리 매일 10분씩 꾸준히 걷는 것이 더 안전하고 효과적입니다.

또 하나, 주의해야 하는 점은 바로 걸을 때의 자세입니다.

척주관 협착증이 있는 사람은 구부정한 자세로 있을 때 편안함을 느낍니다. 그렇다고 계속 구부정한 자세로 걸으면 당연히 안 됩니다.

그렇게 걷다 보면 제2장과 제3장에서 설명한 몸을 앞으로 숙일 때 아픈 허리 통증, 즉 추간판 탈출증 같은 증상을 유도하는 꼴이 됩니다.

그러므로 척주관 협착증이 있는 사람은 걸을 때 '어느 정도 각도에서 허리가 아프기 시작하는지' 잘 관찰한 다음, 통증이 나타나기 직전의 각도까지 허리를 펴고 걷는 것이 좋습니다.

그리고 몸의 중심을 최대한 그 각도에 맞춘 상태에서 꾸준히 걷습니다.

요추 분리증이나 요추 전방전위증처럼 몸을 뒤로 젖힐 때 아픈 허리 통증이 있는 사람도 이와 비슷하게 생각하면 됩니다.

근육·근막성 허리 통증이나 추간판증, 추간판 탈출증처럼 몸을 앞으로 숙일 때 아픈 허리 통증이 있는 사람은 '허리·견갑골·후두부 라인'이 일직선을 이루게 하고, 머리를 위에서 누가 잡아당긴다는 느낌으로 걸으면 좋습니다. 이렇게 주의하며 걷기 시작해도 어느 사이엔가 등이 구부정해지거나, 상체가 앞으로 쏠리기 쉬우므로 몸의 중심을 70% 정도 뒤쪽에 둔다고 생각하고 걷는 것이 바람직합니다.

이처럼 몇 가지 사항만 의식해서 걸으면 허리 통증에 가장 좋은 재활 훈련이 됩니다.

'약간 아픈 정도'의
허리 각도를 유지한다

실내에서 생활할 때도 가급적 바른 생활 습관을 들이고, 바른 자세를 취하려고 노력해야 합니다.

척주관 협착증이나 요추 분리증, 요추 전방전위증이 있는 사람은 평소 서 있을 때 허리를 뒤로 살짝 젖힌다는 느낌으로, 허리가 약간 아픈 정도의 자세를 유지하면 좋습니다. 걸을 때보다 상체를 아주 조금만 뒤로 젖히는 자세가 바람직합니다.

하지만 근육·근막성 허리 통증이나 추간판증, 추간판 탈출증이 있는 사람은 걸을 때와 같은 자세로 서 있어도 됩니다. 몸을 '하나의 막대기'라 생각하고 생활하려고 노력해보세요.

앉아 있을 때
몸을 기대지 않는다

∨

앉아 있을 때는 상체를 자신의 힘으로 지탱하는 것이 중요합니다. 이는 모든 유형의 허리 통증이 있는 사람에게 공통으로 해당하는 내용입니다.

의자에 앉을 때 상체는 앞서 이야기한 것처럼 서 있을 때와 비슷한 자세를 취하면 됩니다. 그리고 하체는 무릎을 90도로 굽힌 상태를 유지합니다.

참고로 무릎을 90도로 굽히려면 의자의 좌석 높이도 알맞아야 하므로 최대한 자신의 신체에 맞는 의자인지 확인하고 구입합니다.

피곤할 때는 등받이에 몸을 기대도 되지만, 이때도 허리에 신경 써야 합니다. 엉덩이가 등받이에 닿게 깊숙이 앉는 것이 좋습니다.

엉덩이를 의자에 살짝 걸쳐 앉으면 골반이 비뚤어지고 허리가 구부정해지며 목이 앞으로 나오게 됩니다. 그러면 엉치엉덩 관절이 뻣뻣해지기 쉽고, 추간판에 가해지는 압박도 증가하기 때문에 당연히 허리에 좋지 않습니다.

의자에 깊숙이 앉으면 골반을 세울 수 있어 허리를 뒤로 젖히기 쉽고, 목도 뒤쪽으로 당길 수 있습니다.

이처럼 상체도 의자의 좌석 면과 직각을 유지하는 것이 좋습니다.

디스크·척주협착

그러므로 등받이를 뒤로 젖힐 수 있는 리클라이닝 기능은 사용하지 않는 것이 좋습니다. 만약 몸을 뒤로 젖히고 싶다면 등받이를 뒤로 젖혀 적당히 기대기보다 차라리 180도까지 젖혀 눕는 것이 낫습니다.

팔걸이 등을 이용해 좌우 어느 한쪽으로 몸을 기대는 것도 추천하지 않습니다. 전철에 앉을 때도 가장자리에 앉으면 몸이 한쪽으로 기울어지기 쉬우므로 허리를 생각해 다른 자리를 선택하기를 권합니다.

조금 딱딱한 매트리스에서
똑바로 누워 잔다

예전에는 척추관 협착증 환자가 잘 때는 조금 부드러운 매트리스를 깔고, 옆으로 누워 자거나 천장을 보고 무릎을 세운 채로 자는 것이 좋다고 알려져 있었습니다. 몸을 살짝 말면 통증이 조금 줄어들기 때문이었습니다.

하지만 최근에는 척추관 협착증 환자들에게 천장을 보고 똑바로 누워 다리를 쭉 뻗은 채 자라고 권합니다.

나는 이러한 변화의 배경에 제2장에서 이야기한 '혼합형 환자'의 증가가 있다고 생각합니다.

매일 옆으로 누워 자거나 무릎을 세우고 잤는데도 통증이나 저림 증상이 개선되지 않고, 오히려 새로운 유형의 통증이 생긴 경우를 많이 보아왔습니다. 이는 그동안 드러나지 않던 몸을 앞으로 숙일 때 아픈 허리 통증이 전면에 나타나는 것이기도 합니다.

앞으로는 조금 딱딱한 매트리스를 깔고, 적어도 처음에는 천장을 보고 바르게 누운 자세로 잠들기를 권합니다. 그리고 가급적 무릎을 세우지 말고, 베개도 베지 않도록 노력해보세요.

이렇게 자기만 해도 척추가 본래의 S자 커브를 회복하는 효과가 있습니다. 말하자면 점진적인 교정 방법인 셈입니다. 이 책의 서두에 소개한 허리 통증 자가 진단 리스트에서 몸을 앞으로 숙일 때 아픈, A 유형 허리 통증 비율이 높은 사람일수록 이 방법을 꼭 추천합니다.

허리 통증을
악화하는 운동

∨

운동 중에서 허리 통증을 해소하는 가장 효과적인 방법은 바른 자세로 걷는 것입니다. 그래서 이번 장의 서두에서 그 내용을 자세히 설명했습니다. 102쪽의 내용을 참고하기 바랍니다..

반대로 척주관 협착증을 비롯한 모든 허리 통증 환자에게 좋지 않은 운동이 있습니다. 몸을 날리거나 높이 뛰는 동작이 포함된 운동입니다.

조깅이나 마라톤은 허리 통증이 있는 사람에게는 단순히 '걷는 속도를 높인 운동'이 아니라, '관절에 불필요한 부담을 주는 운동'이 됩니다. 체중과 지면의 반발로 인한 강한 충격을 여러 번 받기 때문에 운동의 장점보다 단점이 더 우려됩니다. 허리 통증이 있는 사람은 그만두는 것이 좋습니다.

골프나 테니스처럼 몸을 한쪽 방향으로만 계속 비트는 운동도 피하는 것이 좋습니다. 이 같은 움직임을 여러 번 반복하다 보면 요추와 골반이 심하게 비뚤어져 척주관이 좁아집니다. 열심히 연습할수록 허리에 가해지는 부담이 커질 뿐 아니라, 신체의 좌우 균형도 무너집니다

특히 골프는 중·장년층이 많이 즐기는 운동이므로 주의할 필요가 있습

디스크·척주협착

니다. 직업과 관련한 원인을 제외하고는 골프가 남성의 허리 통증을 유발하는 가장 큰 원인임을 명심해야 합니다.

어쩔 수 없는 이유로 반드시 해야 하는 상황이라면 코스를 돌기 전에 목욕으로 몸을 따뜻하게 하거나, 라운드 중 이동할 때에도 최대한 바른 자세를 유지하는 것이 좋습니다.

이 밖에도 수영이나 물속에서 걷기 등이 허리 통증 환자에게 인기가 있는 모양이지만, 그리 권하지 않습니다.

물속에서 운동을 하면 확실히 관절에 부담이 덜 가기 때문에 효율적으로 근력을 키울 수 있지만, 수영장 물의 낮은 수온이 몸을 차갑게 하는 것이 문제입니다. 온수 풀장도 수온이 33℃ 정도로 체온보다 낮기 때문에 몸이 차가워지는 것을 피할 수 없습니다.

특히 척주관 협착증은 증상 악화와 혈류 장애가 밀접한 관련이 있기 때문에 역시 장점보다는 단점이 더 크다 할 수 있겠습니다.

목욕이나 핫팩으로 몸을 데우면
통증이 줄어든다

∨

모든 허리 통증 환자가 그렇지만, 그중에서도 특히 척주관 협착증 환자는 몸이 차가워지는 상황을 적극적으로 피해야 합니다. 몸이 차가울수록 관절이 뻣뻣해지고 혈류가 나빠져 증상이 악화될 수 있습니다.

따라서 겨울뿐 아니라 여름에도 에어컨에서 흘러나오는 차가운 바람을 조심해야 합니다.

목욕은 몸이 차가워지는 것을 방지하고, 충분히 데울 수 있는 좋은 방법입니다. 39℃ 정도의 미지근한 물에 몸을 목까지 깊이 담가 몸속부터 따뜻해지게 합니다.

전신욕을 하면 현기증이 나기 쉬우므로 몸을 담그는 시간은 10분 정도로 제한합니다.

통증이 심할 때는 하루에 두 번, 아침과 저녁에 하는 것도 좋습니다. 사실 척주관 협착증 증상이 심할 때는 발끝이나 손끝에 혈류 장애도 많이 발생하므로 따뜻한 물을 받은 욕조에 몸을 담그면 몸이 상당히 편안해집니다.

단, 목욕 후 현기증이 나타나거나 한기를 느낄 수 있으므로 주의하기 바랍니다.

디스크·척주협착

아침에 목욕할 시간이 없는 사람은 일회용 핫팩 등으로 몸을 따뜻하게 하면 좋습니다. 핫팩은 통증이 있는 쪽 허리·엉덩이·무릎 쪽에 붙입니다.

핫팩 대신 온열 파스를 이용하는 방법도 있지만, 온열 파스는 15분 정도 지나면 온열 효과가 거의 사라집니다. 그 정도로는 근육보다 깊이 있는 관절까지 열이 전달되지 않기 때문에 그리 큰 효과를 기대할 수 없습니다.

지팡이나 실버카는
보조 수단일 뿐이다

ˇ

지팡이나 실버카(노인용 보행기)처럼 보행을 돕는 도구는 평소에 가급적 사용을 자제하고, 통증이 심할 때만 사용하는 것이 기본입니다. 통증이 심하다고 하루 종일 집에만 있는 것보다는 이런 도구를 이용해 걷는 것이 훨씬 좋긴 합니다.

단, 이러한 도구들을 실제로 사용할 때는 그만큼 주의가 필요합니다.

우선 지팡이를 사용할 때는 체중을 싣지 않도록 합니다. 체중을 실어서 걸으면 자세가 나빠지고, 어깨 염증을 유발할 수도 있습니다. 어디까지나 넘어지지 않도록 방지하는 보조 수단으로서 이용해야 합니다.

지팡이는 일반적으로 고관절의 위치와 높이가 같은 것을 권장하지만, 나는 고관절보다 조금 높이 올라오는 지팡이를 사용하길 권합니다. 조금 높은 지팡이를 사용하면 지팡이에 체중을 싣기 어렵기 때문에 자연히 보조 수단으로만 사용하게 됩니다.

실버카도 지팡이와 마찬가지입니다.

지팡이와 실버카 모두 보조 수단으로만 생각하고, 이용할 때에도 몸의 중심이 한쪽으로 쏠리지 않게 주의합니다. 물론 타성에 젖어 습관이 되

디스크·척주협착

지 않도록 통증이 심한 시기가 지나면 이러한 보조 수단은 과감하게 버리는 것이 낫습니다.

허리 보호대의
활용

허리 보호대도 기본적으로는 어디까지나 보조 수단입니다. 힘들 때만 잠시 착용하고, 상태가 괜찮을 때는 하지 않는 것이 기본입니다. 허리 보호대를 계속 착용하고 있으면 정신적으로 의존하게 될 뿐 아니라 허리를 계속 압박해 혈류를 악화시킬 수 있습니다.

단, 허리에 부담이 가는 작업을 할 때는 착용하는 것이 좋습니다.

척추관 협착증이 심한 경우엔 허리 보호대를 착용하지 않고서는 일상생활이 불가능한 사람도 있습니다. 그런 경우에는 당연히 보호대를 착용하고 정상적인 생활을 하는 것이 우선입니다. 무리하게 참으면서 움직이지 않는 것보다는 보호대를 착용한 채 정상적으로 생활하는 것이 허리 통증에 훨씬 더 긍정적으로 작용합니다.

허리 보호대를 착용하는 위치는 허리보다는 고관절과 엉덩이까지 안정적으로 받쳐준다는 느낌으로 허리 아래쪽에 둘러야 합니다.

허리 보호대는 이 밖에도 생각지 못한 곳에 활용할 수 있습니다. 허리 통증의 정확한 위치를 찾거나 중심을 잡는 방법을 학습할 때 도움이 됩니다.

예를 들어 허리 주변이 전체적으로 아플 때 허리 보호대를 두르면 허리

디스크·척추협착

주변이 편해지면서 실제로 아픈 부위가 어딘지 느낄 수 있습니다. 또 허리 보호대가 경직된 허리 근육을 풀어주기 때문에 허리가 어느 각도일 때 통증을 유발하는지 파악할 수 있습니다. 그러면 평소에 통증이 발생하지 않도록 어떠한 자세를 취해야 하고, 중심을 어디에 두어야 하는지 학습할 수 있습니다.

예전에는 "허리 보호대를 착용하면 근육이 약화된다"라는 말이 있었는데, 오늘날에는 그 설이 틀렸다는 견해가 지배적입니다. 근육보다는 관절에 더 신경을 써야 합니다.

사소한 습관을
조금씩 바꾼다

지금까지 이야기한 내용 외에도 일상생활에서 허리 통증을 극복하는 데 도움이 될 만한 팁이 여러 가지 있습니다. 그중에서도 대표적인 몇 가지를 간단히 소개합니다.

●가급적 무거운 물건은 들지 않는다

사람마다 무겁게 느끼는 무게가 다르긴 하지만, 허리 통증이 있는 사람은 30kg 넘는 물건은 들지 않도록 합니다. 허리에 과도한 부하가 걸릴 수 있습니다.

특히 바닥에 놓인 무거운 물건을 들어 올릴 때는 각별히 주의해야 합니다. 가급적 다른 사람에게 부탁하고. 어쩔 수 없는 상황이라면 일단 쭈그려 앉은 다음, 몸을 물건에 최대한 밀착시킨 후 하체의 힘으로 서서히 들어 올립니다. 바닥에 떨어져 있는 쓰레기처럼 무겁지 않은 물건을 집을 때도 마찬가지입니다.

●물건을 들 때는 좌우 균등하게 든다

슈퍼마켓에서 물건을 샀을 때는 한 비닐봉지에 전부 담지 말고, 2개의 비닐봉지에 비슷한 무게로 나눠 담은 후 양손으로 들어야 합니다. 한 손으

디스크·척주협착

로 무거운 짐을 들면 몸의 중심이 그쪽으로 기울어져 짐을 든 쪽 허리에 부담을 줍니다.

편의점 등에서는 구입한 물건을 한 봉지에 가득 채워 담아주는 경우가 많은데, 2리터짜리 생수처럼 무거운 물건을 샀을 때는 2개의 봉지에 나눠서 담아 들어야 합니다.

●요리나 청소를 할 때도 자세에 신경 쓴다

부엌일을 하다 보면 자세가 나빠지기 쉽습니다. 요리나 설거지를 할 때 몸을 앞으로 숙이기 때문입니다. 또 머리 위쪽이나 등 뒤쪽에 있는 선반에서 필요한 물건을 꺼내기 위해 몸을 뒤로 젖히거나 비틀기도 합니다. 이런 무리한 자세를 반복하다 보면 허리에 부담이 쌓일 수밖에 없습니다.

조리대에서 일할 때 양발을 좌우로 벌리거나 조리대에 배를 바싹 붙여 상체가 앞으로 쏠리지 않게 하면 도움이 됩니다. 머리 위쪽이나 등 뒤쪽에 있는 물건을 꺼낼 때는 귀찮아도 몸 전체를 움직여 최대한 바른 자세를 유지합니다. 청소할 때도 마찬가지로 자세가 흐트러지기 쉽습니다. 청소기나 먼지떨이를 사용할 때는 특히 주의가 필요합니다.

●다리를 꼬고 싶다면 수시로 방향을 바꾼다

의자에 앉을 때 습관적으로 다리를 꼬는 사람이 많습니다.

하지만 다리를 꼬는 동작은 허리를 크게 비튼 상태를 오래 유지하는 것과 같습니다. 이 경우 엉치엉덩 관절이나 요추 등에 걸리는 부하가 너무 큽니다. 게다가 늘 같은 쪽 다리를 위로 올리면 주변 관절이 비뚤어집니다.

그러므로 다리를 꼬는 습관을 고치는 것이 가장 좋습니다. 도저히 고칠 수 없을 때는 다리를 꼬는 방향을 수시로 바꾸려는 노력이 필요합니다.

●음식은 크게 중요하지 않다

어떤 음식을 섭취하는 것이 통증 개선에 좋냐는 질문을 많이 받습니다.

하지만 척주관 협착증 환자의 경우 문제가 되는 것은 관절과 뼈이고, 신경이나 혈류 상태 등과 큰 관련이 있기 때문에 '척주관 협착증에는 이런 음식이 좋다'라고 딱히 말할 수가 없습니다.

음식보다는 식사를 할 때 의자에 앉는 자세에 충분히 신경을 쓰기 바랍니다.

허리 통증의 1단계인 근육·근막성 허리 통증은 쉽게 말하면 허리 근육통이므로 근육의 피로 해소에 좋은 식초를 섭취하는 것이 좋습니다.

디스크·척주협착

제6장

허리 통증에서 벗어나면
삶이 달라진다

어깨 결림과
고관절·무릎 통증도 좋아진다

우리 몸은 전체가 서로 연결되어 돌아갑니다.

관절도 위에서 아래까지 마치 톱니바퀴처럼 연계해서 움직이고 있지요. 그렇기 때문에 허리라는 톱니바퀴 하나가 녹슬면 고관절이나 무릎, 목 등 다른 톱니바퀴에 해당하는 관절에까지 문제가 발생합니다.

그래서 척주관 협착증으로 고생하는 환자들은 대부분 다른 관절에도 문제가 생기곤 합니다. 어깨 결림이나 목·고관절·무릎·발목 등에 생기는 통증 등……. 아마 지금 허리 통증으로 고통받고 있다면 짚이는 구석이 있을 것입니다.

하지만 모든 관절이 연동되어 있기에 허리 상태가 좋아지면 다른 관절 상태도 당연히 좋아지게 됩니다. 더군다나 허리 관절은 관절 중에서도 '매우 큰 톱니바퀴'에 해당하기 때문에 다른 관절에 좋은 영향도 더 많이 미치게 됩니다.

결과적으로는 앞서 이야기한 다른 관절들의 상태까지 개선되는 것입니다. 클리닉에서 치료를 하다 보면 이처럼 생각지도 못한 부수적 효과를 얻는 사례를 너무 많이 목격해 일일이 열거할 수 없을 정도입니다.

디스크·척주협착

살이 찌지 않는 체질로
바뀐다
∨

그뿐만이 아닙니다.

관절이 원활하게 움직이면 그 주변 근육의 활동 또한 정상적이고 건강하게 움직이게 되어 혈류와 신진대사까지 개선됩니다.

엉치엉덩 관절을 예로 들어보겠습니다.

엉치엉덩 관절이 뻣뻣해져서 제 기능을 하지 못하면 심부에 있는 장요근과 이상근 같은 근육도 거의 움직이지 않습니다. 그런데 이 책에 소개한 스트레칭 등을 통해 엉치엉덩 관절을 원활하게 사용할 경우 그냥 걷거나 움직이기만 해도 이러한 근육들이 함께 많이 활동하게 됩니다.

그러면 일단 몸을 움직이기가 예전보다 훨씬 수월해지는 것을 느낄 수 있습니다.

그리고 그동안 쓰이지 않던 심부 근육을 활발하게 사용하면서 혈액이나 림프액의 순환을 촉진하는 '근육의 펌프 작용'도 제대로 작동하기 시작해 혈류나 신진대사가 향상됩니다.

그 결과 지방의 연소 효율이 높아지고, 흔히 말하는 '살이 찌지 않는 체질'로 바뀌는 것입니다.

허리 통증으로 오랫동안 고생한 사람들은 대부분 통증이 줄어들면 자연히 예전보다 생활이 분주해지고 활동적으로 변합니다.

따라서 자연스럽게 비만을 해소하는 효과 또한 기대할 수 있습니다.

디스크·척주협착

냉증·부종·생리통까지 해결된다

∨

이처럼 엉치엉덩 관절은 혈류·신진대사와 깊이 연관되어 있습니다. 이 관절은 골반에 위치해 있기 때문에 엉치엉덩 관절의 기능이 정상으로 돌아오면 무엇보다 하체의 혈류와 신진대사가 개선됩니다. 또 혈류가 개선되므로 심부 온도도 상승하게 됩니다.

그 결과 냉증·부종·변비·식욕부진·생리통·생리불순 같은 문제도 점차적으로 개선됩니다.

'아니, 설마 그런 것에까지 영향을 끼칠까?'라고 생각할 수도 있습니다. 이런 분은 한번 되돌아보세요.

냉증이나 부종, 생리불순 같은 문제가 생기기 시작한 시기를 떠올려보면 허리가 나빠지기 시작한 시기와 겹치지 않습니까? 이미 이야기한 것처럼 허리는 20대 후반부터 노화하기 시작합니다.

그러므로 냉증이나 부종 같은 작은 문제는 허리와 무관하지 않습니다. 노화가 시작되면서 몸의 다른 부분까지 영향을 받는 것입니다.

사실 클리닉을 찾은 환자 중에는 엉치엉덩 관절의 기능을 회복시켜 허리 통증을 치료하자, 냉증과 변비가 사라지면서 자연스럽게 체중이 5kg

이상 감소해 다이어트에 성공했다는 중년 여성이 꽤 있습니다.

또 난임으로 마음고생을 한 어느 30대 여성분은 허리 통증을 치료한 뒤 출산에 성공하기도 했습니다.

자율신경이 회복되면 마음이 밝아진다

아프다는 이유로 지나치게 안정을 취했다가 허리 상태가 더욱 나빠지는 악순환에 빠지는 경우도 적지 않습니다.

하지만 가만히 누워 있으면 통증이 더 신경 쓰일 수밖에 없습니다. 또 몸을 움직이지 않아서 피곤하지 않으니 밤에는 오히려 숙면을 취하지 못합니다.

그 결과 자율신경의 균형이 깨져 자율신경 실조증 같은 질병을 불러오는 것입니다. 두통·짜증·우울감 같은 증상이 나타나거나, 교감신경이 활발해져 혈관이 수축하므로 환부에 혈액순환이 제대로 되지 않으면서 허리 통증도 더 심해집니다.

이런 설명을 하는 이유는 사실 마음의 병도 허리도 모두 이어져 있다는 것을 말하기 위해서입니다. 정신 상태와 허리 상태는 확실히 연결되어 있습니다.

허리 상태가 좋지 않으면 누구나 당연히 컨디션이 엉망이 됩니다. 편하게 움직일 수가 없으니까요. 게다가 의사에게 허리 통증 치료가 어렵다는 진단을 받으면 막연하던 희망도 사라져 우울감이 찾아옵니다.

클리닉을 찾는 환자 중에는 다른 병원에서 "이제 고칠 방법이 없다"는 검사 결과를 듣고 크게 상심해 우울한 상태에 빠져 있던 분이 상당히 많습니다. 그러면 그런 환자에게는 "그건 잘못된 생각"이라는 것부터 설명하고 치료를 시작합니다. 그렇게 긍정적인 마음이 있어야 치료를 통해 증상을 개선할 수 있습니다.

허리 통증이 가라앉기 시작하면 당연히 예전보다 더 잘 움직일 수 있게 됩니다. 그러면 우울하던 마음이 밝아지는 등 정신 상태가 좋아집니다. 그러면 자율신경의 균형 또한 회복되는 것이 당연한 순서입니다.

그리고 이제껏 경험한 결과로는, 이렇게 정신 상태가 개선되면 그 후에 이어지는 치료 효과 또한 향상되었습니다.

디스크·척주협착

통증을 이겨내는 비결은
'지나치게 노력하지 않는 것'

∨

허리 통증에서 벗어나려면 치료와 꾸준한 자가 관리가 필요합니다. 자신에게 맞는 치료와 관리를 지속하면 당연히 회복은 더욱 빨라집니다.

단, 기억해야 할 것이 있습니다. 이러한 노력이 지나쳐서는 안 된다는 것입니다. 이 책에서 소개한 자가 관리법도 지나칠 정도로 하면 오히려 악영향을 미칠 수 있습니다. 그러므로 각 스트레칭 항목에 설명한 방법과 횟수, 시간 등을 꼭 지키는 것이 중요합니다.

오랫동안 환자들을 만난 경험에 비추어볼 때 허리 통증을 고치고 싶은 마음이 강한 사람이나 매사에 성실하고 진지한 사람일수록 '하루라도 더 빨리 고쳐야 하는데'라는 조급한 마음이 들기 쉽습니다.

앞에서 자율신경과 허리 통증의 관계에 대해 언급한 것처럼, 이런 조급한 생각에 너무 빠지면 교감신경이 우위인 상태가 됩니다. 그러면 짜증이나 스트레스가 쉽게 쌓이고, 혈류의 악화와 근육의 긴장을 초래하고 맙니다.

모처럼 건강을 회복하기 위해 노력하고 있는데, 이 같은 일이 생기면 정말 안타깝습니다.

어깨에 들어간 힘을 살짝 뺀다는 느낌으로 치료와 자가 관리에 힘쓰길 바랍니다.

척추관 협착증은 허리 통증이라는 적중에서도 상당히 힘겨운 상대입니다. 그런 강적과 정면으로 맞붙어 빨리 쓰러뜨리려다가는 오히려 더 고생할 수 있습니다. 부드러움으로 강함을 제압한다는 마음이면 좋습니다.

그동안 완치된 환자들을 보면 그러한 마음가짐으로 임하는 쪽이 결과적으로 더 좋은 성과를 보였습니다.

허리 통증의 프로필은
다시 쓸 수 있다
∨

지금 이 책을 읽고 있는 분은 대부분 척주관 협착증을 비롯한 각종 허리 통증을 앓고 있을 것이라 생각합니다.

그리고 현재 허리 통증을 앓고 있는 사람은 과거에서 그 원인을 찾을 수 있습니다.

예를 들어 어린 시절부터 발레를 꾸준히 했거나, 남들 앞에 나서는 직업을 가진 사람은 몸을 뒤로 젖혀 '지나치게 바른 자세'를 취하려는 습관이 있습니다. 이러한 자세는 허리에 부담을 주어 척주관 협착증으로 이어지기 쉽습니다.

학창 시절에 하루 종일 책상 앞에 앉아 공부하고, 사회인이 된 후에도 장시간 컴퓨터를 보며 일하는 사람은 추간판 탈출증이 생기기 쉽습니다.

이처럼 지금 느끼는 허리 통증에는 이제껏 살아온 자신의 삶이 반영되어 있습니다. 허리에 부담을 주는 생활 습관이나 자세, 일할 때의 습관, 직업·공부·운동할 때의 환경 등이 허리 통증의 프로필에 들어가 있는 셈입니다.

하지만 그러한 허리 통증의 프로필은 지금부터 다시 쓸 수 있습니다.

물론 아무것도 하지 않은 채 다시 쓸 수는 없겠지요.

예를 들어 고등학교를 졸업하자마자 곧바로 취직한 사람이 '최종 학력을 대졸로 바꾸고 싶다면' 다시 입시 공부를 시작해야 합니다. 이와 마찬가지로 허리 통증이 없는 프로필을 만들려면 이제껏 통증을 치료하기 위해 해온 노력과는 다른 새로운 관리를 시작할 필요가 있습니다. 그것이 바로 이 책에서 제안하는 획기적 방법입니다.

가끔 현재 모습만으로는 어떤 일을 해왔는지 도저히 상상이 가지 않는 사람을 만날 때가 있습니다. 여러분 주위에도 안경 쓴 모범생처럼 생겼는데, 알고 보니 학창 시절부터 운동만 해온 반전의 경력을 가진 사람이 있지 않았나요?

여러분도 이제 "네가 그렇게 허리 통증이 심했을 줄은 몰랐어"라는 말을 들을 수 있도록 허리 통증의 프로필을 다시 써보길 바랍니다.

디스크·척주협착

허리을 의식하는
습관을 들인다

∨

혹시 '로코모티브 신드롬(Locomotive Syndrome)'이라는 말을 들어본 적이
있나요?

로코모티브는 영어로 '운동의'라는 의미로, 관절·뼈·근육 같은 운동기
관을 나타내는 말입니다. 따라서 로코모티브 신드롬을 직역하면 '운동 기
관 증후군'이라는 뜻이 됩니다. '운동 기능 저하 증후군'이라고도 부르는
이 질환은 관절이나 뼈·근육 등의 기능이 점차 저하되어 움직일 수 없게
되거나, 간병인이 필요한 위험도가 높은 상태를 말합니다.

신문이나 TV 뉴스 등에서 종종 등장하는 단어로, 아마 들어본 사람도
많을 것입니다.

하지만 현대인에게 운동 기능 저하 증후군은 '대충 알고 있기만 하면 되
는' 병이 결코 아닙니다.

일본에서의 조사 결과를 보면 운동 기능 저하 증후군에 해당하는 사람
이 무려 4,700만 명인 것으로 추정합니다. 게다가 40대 이상에서는 다섯
명 중 네 명이 '운동 기능 저하 증후군 및 예비군'에 해당하는 것으로 보입
니다. 스마트폰과 컴퓨터로 일하는 20~30대에서도 운동기관의 퇴행성변

화가 나타나는 등 운동 기능 저하 증후군이 더 이상 남의 일이 아닌 질병이 되었습니다.

운동 기능 저하 증후군에 걸리면 생활의 질이 현저히 낮아집니다. 허리를 비롯한 각종 관절에 문제가 발생하고 증상이 점점 악화되면 평소에 아무렇지 않게 하던 집안일조차 할 수 없게 되고, 결국에는 거동조차 할 수 없는 고통을 느끼기 때문입니다.

이처럼 혼자 독립된 생활을 할 수 없을 경우 가족이나 지인 또는 간병인의 손길이 필요합니다. 그러면 문제의 영향이 자신뿐 아니라 주위 사람들에게까지 미치는 것입니다.

거듭 말하지만, 척주관 협착증은 허리 통증의 최종 단계입니다. 지금의 상태를 방치하면 운동 기능 저하 증후군에 걸릴 확률이 높아진다는 것을 기억하기 바랍니다.

하지만 책을 읽고 있는 여러분이라면 지금 당장 브레이크를 걸 수 있습니다. 자신의 허리가 어떠한 상태인지 충분히 인식하고, 적절한 자가 관리를 하면 거동을 못 하게 되는 불상사를 막을 수 있습니다.

다시 말해 자신의 힘으로 자신의 인생을 바꿀 수 있다는 뜻입니다.

허리가 다 나으면 무엇을 하고 싶은가요?

제2장에서 허리 통증에는 스토리가 있다고 말했습니다. 과거에 있었던 다양한 원인 때문에 지금의 허리 통증이 생긴 것입니다. 하지만 '허리 통증의 프로필'을 다시 쓰면서 통증에서 해방된 것이죠. 이런 식으로 과거와 현재는 이어져 있습니다.

그렇다면 앞으로의 미래는 어떻게 될까요?

이제는 현재의 자신과 미래의 자신을 어떻게 이어나갈 것인지 생각해보기 바랍니다.

이대로 통증이 없는 관절 상태를 유지한 채 밝은 인생을 살고 싶습니까? 아니면 허리 통증이 재발해 다시 하루하루 고통 속에 지내고 싶습니까?

당연히 답은 정해져 있습니다.

나는 치료를 마친 환자에게 항상 마지막에 같은 질문을 합니다.

"허리가 다 나으면 무엇을 하고 싶은가요?"

즉 환자들에게 미래를 상상하게 하는 것입니다. 쉽게 말하면 '목표 설정'이라고 할 수 있겠습니다.

여러분도 미래의 모습, 즉 목표를 한번 생각해보기 바랍니다.

대단한 것이 아니어도 됩니다. '해외여행을 한 번 더 가고 싶다' '허리 걱정 없이 신나게 골프를 치고 싶다' '어린 손자를 제대로 안아보고 싶다' '혼자서 양말을 편히 신을 수 있으면 좋겠다' 같은 소소한 목표여도 좋습니다.

이러한 목표를 끊임없이 설정하면 이것이 동기부여가 되어 습관적으로 관절에 신경을 쓰게 됩니다. 아울러 자가 관리도 꾸준히 지속할 수 있습니다. 그러면 여러분 앞에 틀림없이 건강한 미래가 펼쳐질 것입니다.

디스크·척주협착

제7장

허리 통증 관련
Q&A

Q 병원에서 척주관 협착증 수술을 권했는데, 고민이 됩니다.

A 3~6개월 정도 '허리 통증 해소 스트레칭'을 꾸준히 하며 상태를 지켜보고 결정하기 바랍니다.

척주관 협착증으로 압박받는 신경 중 척수신경이라는 신경 다발이 있는데, 이 중에는 배뇨에 관여하는 신경이 있습니다. 척주관 협착증에 걸려 배뇨 장애가 발생했을 때는 이미 상당히 진행된 중증일 가능성이 높기 때문에 수술을 검토할 필요가 있습니다. 단, 남성 척주관 협착증 환자의 경우에는 배뇨 장애가 나타나도 전립선이 원인인 경우도 있으므로 그 점을 먼저 확인해보는 것이 좋습니다.

배뇨 장애가 나타날 정도는 아니라면 당장 수술할 필요는 없습니다.

실제로 척주관 협착증 수술을 받아도 통증이나 저림 증상이 개선되지 않는 사례가 있습니다. 일반 척주관 협착증 수술은 신경을 압박하는 요추의 일부를 깎아내는 방식인데, 신경 손상이 남아 있으면 통증이나 저림 증상이 개선되지 않을 수도 있습니다.

또 수술 직후에 통증이 일시적으로 사라지더라도 바르지 못한 자세 등 생활 습관 자체를 고치지 않으면 이내 통증이 재발합니다.

정형외과 의사 중에서도 "수술을 하지 않고도 나을 수 있다면 굳이 할 필요가 없다"라고 말하는 분이 많습니다.

그래서 척주관 협착증이 중증이 아닌 이상, 일정 기간 동안 자가 관리를 지속하며 상태를 지켜보길 권합니다.

디스크·척주협착

제1장에서 소개한 허리 통증 자가 진단 리스트를 통해 허리의 실제 상태를 체크하고, 스트레칭 등 적절한 자가 관리를 3~6개월 정도 꾸준히 실천해보기 바랍니다.

그래도 증상이 나아질 기미가 보이지 않을 때 수술을 고려해도 됩니다. 이러한 과정을 거치고 나면 좀처럼 수술 여부를 결정하지 못하고 있는 지금과 생각이 바뀌어 '이제 수술을 받아야겠다'라는 결심이 생길 것입니다.

Q 책에서 유형별로 소개하는 스트레칭은 모두 해야 할까요?
A 바쁠 때는 한 가지만 해도 좋습니다. 일단 실천하는 것이 중요합니다.

스트레칭은 기본 스트레칭과 허리 통증 유형별 스트레칭 세 가지를 전부 하는 것이 원칙입니다. 하지만 엄격히 지키지 않아도 됩니다. 바빠서 시간이 없거나 세 가지를 한 번에 다 하기 힘들다면 한 가지만 해도 좋습니다. 스트레칭을 하지 않는 것보다는 한 가지라도 일단 시작하는 것이 중요하기 때문입니다.

참고로 세 가지 스트레칭 가운데 어떤 스트레칭을 할 것인지는 스스로 판단해야 합니다. '세 가지 중 하고 났을 때 허리가 가장 편한 것'을 선택하면 됩니다.

만약 세 가지 스트레칭 모두 했는데 허리가 편하지 않다면 반대로 가장 하기 힘든 스트레칭을 선택하면 됩니다. 스트레칭이 하기 힘들게 느껴지는 이유는 몸에 익숙하지 않은 동작을 하기 때문으로, 그 동작에 쓰이는 관절이 굳어 있을 가능성이 높습니다.

Q 부모님이 척주관 협착증입니다. 척주관 협착증은 유전이 됩니까?

A 가능성이 있기는 하지만, 지금은 일단 '허리 통증을 유발하지 않는 환경'을 만드는 것이 중요합니다.

허리 통증은 기본적으로 생활 습관병이라는 것이 나의 의견입니다. 그러므로 결론부터 말하자면 유전 요인이 어느 정도 있기는 하지만, 환경 요인이 훨씬 중요하므로 허리 통증을 해소·예방할 수 있는 생활 습관을 들여야 합니다.

척주관 협착증은 근육·근막성 허리 통증(허리 근육통)이나 추간판 탈출증 등을 겪은 후에 발생하는 경우가 대부분입니다. 추간판 탈출증은 추간판이라는 연골조직의 변성이 원인인데, 연골의 변성에 관여하는 유전자가 몇 개 발견되기는 했습니다. 골격 등도 부모에게서 유전되기 쉬운 측면이 있으므로 유전 요인이 없다고는 할 수 없습니다.

추간판 탈출증이 진행된 후에 척주관 협착증이 생기기 쉽다는 점을 고려할 때, 이 또한 유전 요인이 확실히 있습니다.

하지만 추간판 탈출증 환자의 자식이 반드시 추간판 탈출증에 걸리는 것은 아닙니다. 또 부모가 척주관 협착증에 걸리지 않았는데도 그 자식이 척주관 협착증을 앓는 경우도 상당히 많습니다.

현실적으로는 환경 요인이 더 중요하므로 조기에 허리 통증 대책을 세우고 실천하는 것이 좋습니다.

즉 허리 통증을 해소하거나 예방하는 데 도움이 되는 생활 습관을 기르는 데 신경 써야 합니다. 무엇보다 평소에 생활할 때 허리 통증을 유발하지 않는 자세를 의식적으로 취하세요.

현대인은 상체를 앞으로 숙이거나 구부정한 자세를 취하기 쉬우므로 몸을 앞으로 숙일 때 아픈 허리 통증 환자에게 알맞은 자세를 취하는 것이 좋습니다.

참고로 평소에도 앞으로 기울어진 구부정한 자세를 하고 있는 사람은 허리 통증뿐 아니라 역류성 식도염이나 천식, 자율신경 실조증에 걸리기 쉽습니다. 자세를 똑바로 하면 이러한 질환을 예방하는 데에도 도움이 됩니다.

디스크·척주협착

Q 허리 통증을 개선하기 위해 걸을 때 주의점이 있을까요?
A 바른 자세로 지속적으로 걷는 것이 중요합니다! 보폭은 중요하지 않습니다.

허리 통증 유형에 따라 조금 차이가 나기는 하지만, '바른 자세'로 '지속적으로' 걷는 것이 중요합니다(102쪽 참고).

참고로 보폭은 신경 쓰지 않아도 됩니다.

다이어트를 위해 걸을 때에는 보폭이 열량 소비와 관련 있기 때문에 보폭을 크게 하는 게 도움이 됩니다.

하지만 허리 통증 개선을 목표로 할 경우 열량 소비는 그리 중요하지 않습니다. 오히려 보폭을 크게 하면 허리에 더 부정적 영향을 끼칠 수 있습니다. 몸의 중심이 앞으로 지나치게 쏠리거나, 속도를 올리고 싶은 마음에 자꾸만 상체를 앞으로 숙이기 때문입니다.

Q 척주관 협착증과 추간판 탈출증이 동시에 좋아질 수도 있나요?
A 충분히 가능하며, 실제로 그런 사례도 많습니다.

추간판 탈출증은 엉치엉덩 관절이 제 기능을 하지 못해 요추, 그중에서도 특히 전방(배 쪽)에 과도한 부담이 생긴 결과 추간판 내부에 있던 수핵이 후방(등 쪽)으로 밀려 나온 상태를 말합니다.

하지만 이 책에서 소개한 허리 통증 해소 스트레칭을 꾸준히 실천해 엉치엉덩 관절의 기능을 정상적으로 회복시키면 그동안 요추에 집중된 부담의 대부분을 엉치엉덩 관절이 감당할 수 있게 됩니다. 즉 요추에 걸리는 부담이 대폭 줄어드는 것입니다.

게다가 앞쪽으로 많이 쏠려 있던 몸의 중심 또한 정상으로 돌아오기 때문에 밀려 나온 수핵이 자연히 제자리로 돌아옵니다.

그러면 당연히 신경에 가해지는 압박이 줄어들어 통증이 해소됩니다. 게다가 척수는 요추의 후방에 위치하기 때문에 마찬가지로 요추 후방에 있는 척주관의 상태에도 좋은 영향을 끼칩니다.

다시 말해 척주관의 공간이 원래대로 유지되거나 확대되기 때문에 척주관 협착증으로 인한 증상을 억제하는 효과가 생기는 것입니다.

실제로 클리닉을 찾은 환자 중 이런 식으로 허리 통증을 극복한 경우가 꽤 있습니다. 여러분도 척주관 협착증과 추간판 탈출증 증상이 모두 있다는 이유로 치료와 자가 관리를 포기할 필요가 없습니다.

디스크·척주협착

Q 몇 년 전 척주관 협착증 수술을 하고, 지금은 가벼운 통증이 있는 정도
  입니다. 스트레칭이 도움이 될까요?
A 전혀 문제 될 것이 없습니다. 반드시 실천해보기 바랍니다.

척주관 협착증 수술 방식으로는 '신경 감압술'과 '척추 유합술'이 있습니다.

간단히 설명하자면 신경 감압술은 신경을 압박하고 있는 요추의 일부를 깎아내는 방법이고, 척추 유합술은 요추를 금속 기기로 붙잡아 뼈를 이식해 움직임을 고정하는 방법입니다.

어떤 수술을 받았든 허리 통증 해소 스트레칭 동작은 충분히 할 수 있으며, 이를 꾸준히 실천했을 때 문제가 발생한 사례는 아직까지 없었습니다.

이 스트레칭은 허리 통증이 없는 사람도 할 수 있으며, 오히려 허리 통증 예방 차원에서 미리 시작하기를 추천합니다. 척주관 협착증 수술을 받은 사람도 재발 방지를 위해 꾸준히 실천하면 도움이 됩니다.

Q 허리 통증 해소 스트레칭의 순서나 방법이 있을까요?
A '목욕→스트레칭→걷기' 순으로 실천하면 좋습니다

목욕을 해서 몸을 먼저 따뜻하게 데운 후 스트레칭을 하면 뻣뻣해진 허리 관절이나 근육이 한결 부드러워지므로 스트레칭 전에는 목욕을 추천합니다. 혈액·림프액의 순환도 훨씬 좋아지므로 허리 통증 해소에 효과적입니다.

스트레칭을 마친 후에는 걷기 운동을 하는 것이 이상적입니다(걷는 방법에 대해서는 102쪽 참고). 관절과 근육을 풀어준 상태에서 걸으면 운동 효과가 높을 뿐만 아니라, 자신에게 맞는 '바른 자세를 취하는 방법'과 '몸의 중심을 올바르게 잡는 방법'을 파악하기 쉽기 때문입니다.

그러나 스트레칭 후 걷기는 어디까지나 이상적 방법일 뿐이니 무리하게 그 순서를 지킬 필요는 없습니다. 스트레칭을 하는 것만으로도 충분한 효과를 얻을 수 있습니다.

디스크·척주협착

Q 스트레칭을 할 때 뚝뚝 소리가 나거나 관절이 삐걱거립니다. 괜찮을까요?
A 걱정하지 않아도 됩니다. 관절이 교정되고 있다는 증거입니다.

허리 통증 해소 스트레칭은 이제껏 해온 '편하지만 몸에는 좋지 않은 자세'를 교정하는 것입니다. 그러다 보니 익숙한 동작과 반대되는 불편한 움직임을 하게 됩니다.

따라서 어떤 사람은 관절이 삐걱거리거나 뚝뚝 소리가 나기도 하지만, 동작할 때 자연스레 나는 소리이므로 걱정하지 않아도 됩니다. 이는 관절이 교정되고 있다는 증거이기도 합니다.

하지만 소리와 함께 통증이 생긴다면 당연히 의사의 진료가 필요합니다.

허리 통증은 몸을 쓰는 습관과 크게 관련 있습니다. 특히 상체를 앞으로 기울이는 습관은 허리 통증을 유발하는 주요 원인입니다. 그러므로 허리 통증이 사라져도 일상에서 하는 자세를 교정하지 않으면 다시 재발할 수 있습니다.

따라서 허리 통증이 사라졌다고 해도 당분간은 하루에 한 번씩이라도 스트레칭을 지속하는 것이 좋습니다. 허리 통증의 재발 방지에 도움이 될 뿐 아니라 자세를 교정할 수 있습니다.

또 허리에 문제가 생겼을 때 나타나는 증상은 통증뿐만이 아니며, 증상이 허리에만 나타나는 것도 아닙니다. 발가락이나 손가락이 저리는 경우도 많고, 이러한 손발 저림 증상은 허리 통증보다 늦게 나타나 늦게 낫는 특징이 있습니다.

그렇기 때문에 허리 통증이 사라져도 한동안 스트레칭을 지속하는 것이 여러 면에서 좋습니다.

디스크·척주협착

Q 스트레칭을 꾸준히 지속하는 비결이 있나요?
A 목표를 정하고, '허리 통증 해소 다이어리'를 활용해보기를 권합니다.

스트레칭을 꾸준히 지속하는 비결은 135쪽에서 이야기한 것처럼 '허리가 나으면 하고 싶은 일'을 목표로 정하는 것입니다. '지금은 할 수 없지만, 허리가 다 나으면 재미있는 일을 할 수 있다'는 생각이 동기부여가 됩니다.

또 '허리 통증 해소 다이어리'(152~153쪽)를 이용하는 방법도 있습니다. 허리 통증 해소 다이어리는 이 책의 출간을 앞두고 고안한 방법으로, 해당하는 칸에 체크하고 간단한 메모를 적기만 하면 됩니다. 매우 간단하고 누구나 쉽게 알아볼 수 있습니다.

기본 사용법은 다음과 같습니다.

❶ 먼저 허리 통증 자가 진단 리스트 결과를 적고, 자신의 허리 통증 유형에 적합한 스트레칭 중 그날 실천한 스트레칭을 체크한다.

❷ 같은 날에 스트레칭 외에도 허리 통증 해소에 도움이 될 만한 행동을 했다면 해당하는 칸에 체크한다.

❸ ①과 ②를 한 결과 허리 통증이 어떻게 달라지고 있는지 메모하고, 해당하는 통증 레벨을 표시한다.

이런 식으로 허리 통증 해소 다이어리를 매일 작성해나가면 스트레칭이나 생활 속 노력이 '허리 통증에 얼마만큼 영향을 끼치는지' 알 수 있어 통증이 하루하루 줄어드는 기쁨을 느낄 수 있습니다.

또 설령 허리 상태가 나빠졌다고 해도 예전에 기록한 내용을 되짚어보면 허리 통증 해소를 위한 계획을 조정하는 데 도움이 됩니다.

152~153쪽에 허리 통증 해소 다이어리를 준비했습니다. 부족하다면 복사해서 사용하세요.

디스크·척주협착

허리 통증 해소 다이어리

월

허리 통증 자가 진단 (16~17쪽)		스트레칭 기록								
		기본		A 유형			B 유형			특효
A (개수)	B (개수)	엉치엉덩 관절 스트레칭 (26~27쪽)	누워서 몸통 비틀기 스트레칭 (28~29쪽)	가슴과 허리 스트레칭 (30~31쪽)	견갑골 스트레칭 (32~33쪽)	엎드려 상체 올리기 스트레칭 (34~36쪽)	엉치엉덩 관절 누르기 스트레칭 (36~37쪽)	무릎 꿇고 상체 숙이기 스트레칭 (38~39쪽)	고관절 스트레칭 (40~41쪽)	테니스공 요법 (42~43쪽)
7	3	V	V	V	V	V	V		V	

생활 기록			통증 기록						
			통증 레벨					통증 종류	
목욕으로 체온 상승	바른 자세 유지	10분 걷기	통증 없음	약간의 통증	분명한 통증	힘들 정도의 통증	참을 수 없는 통증	어떤 자세나 어떤 순간에 통증이 있는가	구체적으로 어디가 아픈가
∨		∨						운전할 때	허리 오른쪽 아래

꼬리말

척주관 협착증은 척주관을 지나는 신경이 압박을 받아 통증이나 저림 증상이 나타나는 질환입니다. 그리고 그 신경을 압박하는 주인공은 변형된 가시뼈(골극)와 연골(추간판) 등입니다.

뼈가 변형되는 데에는 일반적으로 두 가지 원인이 있는데, 첫 번째 원인은 앞으로 쏠린 자세처럼 요추에 지속적으로 부담을 주는 생활 습관입니다. 그리고 두 번째 원인은 노화 등 나이가 들면서 나타나는 생리적 변화입니다.

단, 뼈의 변형은 20대에서는 30%, 40대에서는 60%, 60대에서는 90%의 사람에게 나타나는 현상이라는 보고가 있습니다. 그렇다고 해서 60대의 90%가 척주관 협착증을 앓고 있느냐 하면 그렇지 않습니다. 추간판 탈출증 등 다른 모든 허리 통증을 포함해도 불가능한 수치입니다.

즉 뼈에 변형이 일어나는 것은 피부에 주름이 생기는 것과 같습니다. 물론 없는 게 제일 좋지만, 나이가 들면 누구에게나 일어나는 현상이므로 나이는 크게 신경 쓰지 않아도 된다는 의미입니다.

관절의 경우, 설령 뼈가 변형되어도 관절이 정상적 가동 범위를 유지하

디스크·척주협착

고, 통증을 유발하지만 않는다면 크게 문제 될 것이 없습니다.

역시 중요한 것은 ❶허리에 좋지 않은 생활 습관의 개선, ❷정상적 가동 범위의 유지 및 회복입니다.

허리 통증 환자 중에는 어느 병원에서 추간판 탈출증 진단을 받고, 또 다른 병원에서는 척주관 협착증이라는 진단을 받아 고민하는 경우가 많습니다. 이처럼 다른 진단이 내려지는 것은 실제로 두 질환의 증상과 특징이 모두 나타났기 때문이고, 이때 중요하게 생각해야 할 점은 앞서 이야기한 것처럼 올바른 생활 습관과 건강 회복을 위한 노력입니다.

너무 고민하지 않아도 됩니다.

앞으로 현대인은 '건강 수명'을 늘리기 위한 노력에 집중해야 합니다.

건강 수명이란 '일상에서 간병을 필요로 하지 않고 독립된 생활을 할 수 있는 생존 기간'을 말합니다. 통계에 따르면 건강 수명을 마치고 평균수명에 도달하기까지는 약 10년의 세월이 걸린다고 합니다.

앞으로는 건강 수명을 늘리고 '불투명한 10년'을 조금이라도 단축시키기 위해서라도 허리를 비롯한 관절 관리에 더욱 신경 써야 합니다. 그런 의미에서 이 책을 통해 허리 통증을 해소하는 획기적인 접근법을 제시했다고 자부합니다.

앞으로 건강하고 행복한 날을 보낼 수 있도록 많은 분이 이 책을 최대한 활용해주기를 진심으로 바랍니다.

사카이 신타로

디스크
척주협착